Translation and Annotation of
Shiliao Bencao
or Nutritional Materia Medica

中国古代科技名著译注丛书

食疗本草 译注

（修订本）

[唐]孟诜　原著

[唐]张鼎　增补

郑金生　张同君　译注

上海古籍出版社

图书在版编目（CIP）数据

食疗本草译注/（唐）孟诜原著；（唐）张鼎增补；郑金生，张同君译注.—修订本.—上海：上海古籍出版社，2021.11（2024.1 重印）
（中国古代科技名著译注丛书）
ISBN 978-7-5732-0108-9

Ⅰ.①食… Ⅱ.①孟… ②张… ③郑… ④张… Ⅲ.①食物本草 ②《食疗本草》-译文 ③《食疗本草》-注释 Ⅳ.①R281.5

中国版本图书馆 CIP 数据核字（2021）第 224376 号

中国古代科技名著译注丛书

韩寯群　徐传武　主编

食疗本草译注（修订本）

［唐］孟　诜　原著
［唐］张　鼎　增补
郑金生　张同君　译注

上海古籍出版社出版发行

（上海市闵行区号景路 159 弄 A 座 5F　邮政编码 201101）

（1）网址：www.guji.com.cn
（2）E-mail：guji1@guji.com.cn
（3）易文网网址：www.ewen.co

江阴市机关印刷服务有限公司印刷

开本 890×1240　1/32　印张 8.875　插页 5　字数 258,000
2021 年 11 月第 1 版　2024 年 1 月第 3 次印刷
印数：3,201—4,700
ISBN 978-7-5732-0108-9
N·26　定价：45.00 元
如有质量问题，请与承印公司联系

出版说明

　　中华民族有数千年的文明历史，创造了灿烂辉煌的古代文化，尤其是中国的古代科学技术素称发达，如造纸术、印刷术、火药、指南针等，为世界文明的进步，作出了巨大的贡献。英国剑桥大学凯恩斯学院院长李约瑟博士在研究世界科技史后指出，在明代中叶以前，中国的发明和发现，远远超过同时代的欧洲；中国古代科学技术长期领先于世界各国：中国在秦汉时期编写的《周髀算经》比西方早五百年提出勾股定理的特例；东汉的张衡发明了浑天仪和地动仪，比欧洲早一千七百多年；南朝的祖冲之精确地算出圆周率是在3.1415926~3.1415927之间，这一成果比欧洲早一千多年……

　　为了让今天的读者能继承和发扬中华民族的优秀传统——勇于探索、善于创新、擅长发现和发明，在上世纪八十年代，我们抱着"普及古代科学技术知识，研究和继承科技方面的民族优秀文化，以鼓舞和提高民族自尊心与自豪感、培养爱国主义精神、增进群众文化素养，为建设社会主义的物质文明和精神文明服务"的宗旨，准备出版一套《中国古代科技名著译注丛书》。当时，特邀老出版家、科学史学者胡道静先生（1913—2003）为主编。在胡老的指导下，展开了选书和组稿等工作。

　　《中国古代科技名著译注丛书》得到许多优秀学者的支持，纷纷担纲撰写。出版后，也得到广大读者的欢迎，取得了良好的社会效益。但由于种种原因，此套丛书在上个世纪仅出版了五种，就不得不暂停。此后胡老故去，丛书的后继出版工作更是困难重重。为了重新启动这项工程，我社同山东大学合作，并得到了山东省人民政府的大力支持，特请韩寓群先生、徐传武先生任主编，在原来的基础上，重新选定书目，重新修订编撰体例，重新约请作者，继续把这项工程尽善尽美地完成。

在征求各方意见后，并考虑到现在读者的阅读要求较十余年前已有了明显的提高，因此，对该丛书体例作了如下修改：

一、继承和保持原体例的特点，重点放在古代科技的专有术语、名词、概念、命题的解释；在此基础上，要求作者运用现代科学的原理来解释我国古代的科技理论，尽可能达到反映学术界的现有水平，从而展示出我国古代科技的成就及在世界文明史上的地位，也实事求是地指出所存在的不足。为了达到这个新的要求，对于已出版的五种著作，此次重版也全部修订，改正了有关的注释。希望读者谅解的是，整理古代科技典籍在我国学术界还是一门较年轻、较薄弱的学科，中国古代科技典籍中的许多经验性的记载，若要用现代科学原理来彻底解释清楚，目前还有许多困难，只能随着学术研究的进步而逐步完成。

二、鉴于今天的读者已不满足于看今译，而要阅读原文，因此新版把译文、注释和原文排列在一起，而不像旧版那样把原文仅作为附录。

三、为了方便外国友人了解古老的中国文化，我们将书名全部采用中英文对照。

四、版面重新设计，插图在尊重原著的前提下重新制作，从而以新的面貌，让读者能愉快地阅读。

五、对原来的选目作了适当的调整，并增加了新的著作。

《中国古代科技名著译注丛书》的重新启动，得到了许多老作者的支持，特别是潘吉星先生，不仅提出修订体例、提供选题、推荐作者等建议，还慨然应允承担此套丛书的英文书名的审核。另外，本丛书在人力和财力上都得到了山东省人民政府和山东大学的大力支持。在此，我们向所有关心、支持这项文化工程的单位和朋友们表示衷心的感谢；同时希望热爱《中国古代科技名著译注丛书》的老读者能一如既往地支持我们的工作，也期望能得到更多的新读者的欢迎。

上海古籍出版社

二〇〇七年十一月

前　言

食疗是我国传统医学中一份宝贵的遗产。所谓食疗，就是通过选择适宜的饮食物、养成良好的饮食习惯和注意饮食卫生等方式，来防病治病、调养身体的一种疗法。这一疗法在古代很受医家重视。唐·孙思邈《备急千金要方》记载："夫为医者，当须先洞晓病源，知其所犯，以食治之。食疗不愈，然后命药。""若能用食平疴，释情遣疾者，可谓良工。"可见运用食物疗法，不仅是当时医家的基本治疗手段，也是衡量一位医家是否高明的重要依据。

孙思邈（约581—682）是唐代杰出的医学家，也是历史上著名的长寿者。他的长寿，恐怕和他重视食疗不无关系。在他的《备急千金要方》中，就有专门的"食治"一卷。孙思邈重视食疗的思想，自然也影响他的弟子们。所以他的弟子孟诜（shēn）能撰写我国食疗史上最早以"食疗"为名的《食疗本草》专著，也就毫不为怪了。

一、《食疗本草》的作者与成书

《食疗本草》原作者孟诜，生于唐武德四年（621），卒于开元元年（713），享年93岁。汝州梁（今河南临汝）人。他从小喜好医药方术，年长中进士，其时约在7世纪末。此后他先后出任凤阁舍人、台州司马、春官侍郎、侍读等。长安年中（701—704）为同州刺史，故人称他为孟同州。

上元元年（674），孟诜结识了名医孙思邈，并以师礼事之，从而受到孙思邈的医学思想影响。孟诜出任凤阁舍人时，曾在凤阁侍郎刘祎的家里看见朝廷赐给他的金子。他一眼就认出这不是真的金子，并直言："此药金也。若火烧其上，当有五色。"经试验，果如孟诜所言。武则天知道这件事之后，很为自己的伎俩被揭穿而不快。后来，武则天终于找了一个借口，把孟诜贬黜为台州司马。这件事反映了孟诜熟谙当时的炼金术，对鉴别某些化学物质具有丰富的经验。神龙初（705），孟诜归隐伊阳之山，从事医药养生的研究。他到晚年，记忆力和体力还像壮年人一样。"善言莫离口，良药莫离手"，是他的养生明言。著名的《食疗本草》就是在孟诜《补养方》基础上补撰而成的。

据《唐书》卷一九六孟诜的传记，可知他撰有《补养方》三卷。《新唐书·艺文志》则记载孟诜撰《食疗本草》三卷。目前学界通行的看法是，唐代的张鼎将孟诜《补养方》增补改编之后，更名《食疗本草》。孟诜卒于713年，则《补养方》的撰成之年当不会晚于此年。唐代著名药学家陈藏器于开元二十七年（739）所撰的《本草拾遗》中已经引有"张鼎《食疗》"的佚文数条（见假苏、桃竹笋等药），可见张鼎改编增补的时间，当在713年或更早，最迟不会迟于739年。张鼎曾写过《胎玄子安神养生方》一卷，另日本·丹波康赖《医心方》（984）引有"胎玄子张"或"胎玄子张《食经》"的佚文，可见张鼎也是一位养生家。"胎玄子"即其道号。因此，日本近代学者渡边幸三认为张鼎可能是唐开元间（713—741）的道士而兼通医药者。这一推测基本上是可以成立的，也为现代本草学者们所认可。

《食疗本草》为孟诜原撰、张鼎增补的最早记载，见于宋《嘉祐补注神农本草·补注所引书传》（1060）记载："《食疗本草》，唐同州刺史孟诜撰。张鼎又补其不足者八十九种，并归为二百二十七条，凡三卷。"从敦煌石窟中发现的《食疗本草》残卷中，我们可以了解到经张鼎增补而成的该书大致面貌。《食疗本草》残卷每一药名下用小字注出了药性（温、平、寒、冷），次载药效、禁忌和单方。也经常夹有药物形态、炮制、产地等相关的知识。部分药物的内容被"案"或"案经"（后世引录时改作"谨按"）分隔成前后两部分。据信"案经"以后的内容当为张鼎增补，这就可以解释为什么在该书同一药物条文前后，对某一问题的看法会不一样，甚至完全相反。因此，我们可以说：《食疗本草》是孟诜、张鼎二位作者各自的食疗经验的集合。该书问世以来，受到历代医药学家的高度重视，被视为唐代最著名的食物疗法专著。

二、《食疗本草》的内容与价值

为什么产生于唐代的《食疗本草》这样受到后世的重视呢？这当然不光是因为该书首次用了"食疗"一名。其实在此以前，孙思邈《备急千金要方》已经用"食治"名卷。只是因为到孟诜、张鼎之时，为了避唐高宗李治（650—683在位）的名讳，"食治"被改用"食疗"。要了解《食疗本草》的价值，必须简介我国的早期食疗发展史，才能明确该书的历史地位。

在唐代以前，已经出现了不少与食疗相关的书籍。《汉书·艺文志》就著录了《神农本草食忌》，此后又陆续出现了许多以"食禁""食忌""食经"等为名的书籍。但这些书籍或者专论进食饮食物的忌讳，或者以烹调料理作为它们的主要内容。尽管这些书中也或多或少涉及食物治病，但其内容并没有以食物治疗作为主体。在我国医药发展的早期，"药食同源"，先民在寻找食物的过程中，不断发现新的药物。因此我国最古老的药物著作《神农本草经》中，食物类药物占据了很大的比重。某些药、食之间并无截然的界限，"用之充饥则谓之食，以其疗病则谓之药"。在早期医药发展进程中，着眼于食物的营养价值和食用禁忌的著作（即前述"食禁""食忌""食经"等）与着眼于药物治疗的著作（即"本草"）几乎同时发展。但在发展过程中，以食物为主体的"食经"和以药物为主体的"本草"开始逐渐融合、互相渗透。这一融合在唐代出现了一个转机，即在本草中诞生了一个新的"食疗"分支学科。

这一转机最早见于孙思邈《备急千金要方》卷二六"食治"（后世简称《千金·食治》）。该卷分序论、果实、菜蔬、谷米、鸟兽5篇。除"序论"属于总论外，其他四篇辑录了154味食、药两用之物，以探讨食物的治疗为主，兼及禁忌等内容。仔细分析该卷文字的组成，实际上是从当时的《本草》著作中，将属于食物的条文摘录出来，再又把当时的"食忌""食禁"类著作的条文也摘录出来，分散在各食物条文之后。因此该卷条文的主要内容是食物的功效、主治和禁忌，形式则是前代本草及食经类文献的汇合。这样的汇合固然从书籍形式上实现了专门"食治"的分化，但还无法看出唐代及其以前食物疗法的实际操作方式和治疗经验。

孟诜的《食疗本草》则完全从形式到内容将"食疗"形成了一个独立的分支学科。

分析《食疗本草》的内容，可知该书也是以食疗物为单元，其内容既有本草治疗类的"食宜"内容（药性、功效、主治、反畏等），也有食经类的"食忌"内容（食物本身以及配合使用的禁忌），同时还有大量的食疗方剂，讲述了食疗的具体运用方法和预期效果。其中固然也有取自前代本草的内容，但大多数是围绕各物食疗的主题组织起来的材料。如果把食物的宜忌作为"体"，那么由这些食物为主组成的食疗方剂则是"用"。将食疗的体、用结合，就形成了该书迥然不同于前人著作的一大特色。在这一点上，孟诜青出于蓝而胜于蓝，《食疗本草》比《千金·食治》又前进了一步。

据《嘉祐本草》著录，《食疗本草》共有条文227条。现存的佚文表明，如果从该书记载的食物种类来看，实际上已经达到了260余种。这是由于原书一条条文可能包含几种食物的缘故。与现知唐代及其以前的同类文献相比，以《食疗本草》收载的食疗物最多。在此以前的《千金·食治》只有食物条文154条，此后的《医心方》（984）也只收食物157种。可见《食疗本草》是唐代食疗物品种最丰富的一部著作，它收录了当时常食的瓜果、菜蔬、米谷、鸟兽、虫鱼以及某些加工制品。尤其值得一提的是，该书首次记载了不少当时本草文献所未曾记载的食物。例如鱼类有鳜鱼（桂鱼）、鲈鱼、石首鱼（黄花鱼）等，菜类的蕹菜（空心菜）、菠薐（菠菜）、莙荙、白苣（莴苣）、胡荽等，米谷类的绿豆、白豆、荞麦等。这些食物现在已成了常食之品，但在孙思邈的《千金·食治》中，就没有反映这些唐代食疗物的实际发展水平。

《食疗本草》的另一个突出的特色，是注意反映当时的食疗经验和作者自家的食疗心得和见解，而不是单纯辑录前人著作。唐代盛行的动物脏器疗法在该书中得到了再次的弘扬。例如用羊肝、兔肝明目，猪肾补益人肾之虚等。藻菌类食品的治疗作用得到了空前的重视。除了记载昆布、海藻、紫菜、荚苜、菌子、木耳之外，该书还首次记载了船底苔、干苔等藻类植物的食用和药用价值。在实践经验的基础上，该书提出了"但是海族之流，皆下丹石"的论断。这实际上是指出了海水藻类都具有某种抗丹石毒性的功能。现代研究表明，海水藻类含有大量的碳水化合物、蛋白质和脂肪，多种维生素，多种盐类和微量元素（尤以碘的含量最为丰富）。在肉食、米食中加入这些藻体，有助于消化。因此，唐代或此前的医药学家已经注意发挥它们的营养和治疗作用。运用这类食疗物的经验，大量地被记载于《食疗本草》之中。

预防日常饮食物的副作用，过去曾经是"食忌"类书籍的主要内容。"食忌"类书籍大多出现年代较早（多在汉魏六朝），其中有很多神仙服食家的言论，例如对异形动植物恐惧心理而产生的某些饮食禁忌（如"白羊黑头者勿食之""白马黑头，食令人癫"等），以及某些封建迷信导致的饮食物忌讳。囿于时代条件限制，《食疗本草》中也部分地转载了这些食忌内容。但比前代"食忌"类著作更进一步的是，该书记载了许多来自实际经验的食忌内容。例如：杨梅"多食损人齿及筋"，安石榴"多食损齿令黑"，砂糖"损牙齿，发疳䘌"，河豚"有毒，不可食之，其肝毒杀人"等等。关于妊娠和小儿饮食禁忌，也是该书的一个重点内容。如："凡产后诸忌，生冷物不食"；"小儿不得与炒豆食之。若食了，忽食猪肉，必壅气致死"，等等。此外，对影响小儿发育的饮食物也逐一予以指正。这些来自民间医药实践的食疗禁忌，一直受到后世医家和百姓的重视。

《食疗本草》成书于中国大统一的唐代，其时中国不光疆域广阔，而且和周边国家有着友好往来。因此，该书所收载的食疗品来自不同的地域，甚至是外域传入的食品。非常可贵的是，作者根据个人的体验，比较了中国南方和北方不同的饮食习惯以及食用同一物带来的不同效果，从而提示食物疗法必须充分注意地区性。关于食品卫生的问题，也常可见于该书的记载。该书不仅指出了一些牲畜禽鸟的非正常死亡可能引起的毒害之外，还注意到食品加工过程夹入的杂质或贮存不当带来的危害。例如其中记载："面有热毒者，多是陈黦之色"；"又，为磨中石末在内，所以有毒"，等等。

综上所述，《食疗本草》合食宜、食忌于一书，兼收食疗方剂，体用结合，建立了完整的、符合实用的食疗内容。该书所载食品条文之多居当时同类文献之首。书中收录了众多新的食疗品，为中国古代的药物和食物知识宝库增添了许多新的内容。作者注意采纳当时涌现的食疗经验，并表述了作者自己的见解，使该书成为我国古代最著名的、具有划时代意义的食疗著作。

三、《食疗本草》的学术渊源、流传与佚文

《食疗本草》虽然记载了大量的唐代食疗经验和作者个人见解，但和几乎所有的古代医药书籍一样，其主体资料仍然是渊源有自。分析《食疗本草》的内容组成及其资料来源，对校勘和理解该书内容有莫大的好处。

根据现有的《食疗本草》佚文，可知该书的内容主要是三部分：食性与食宜、食忌、食方。将这三部分内容与该书以前的医药文献进行对比，可以发现其中的"食性与食宜"（即食物的性质与功效、主治）内容有不少是参照唐代及其以前的本草书，如《神农本草经》《名医别录》等。"食忌"部分则取材于唐以前的食经、食禁、食忌之类的书籍。这类书籍虽然都没有全本保留下来，但是其内容多见于《备急千金要方·食治》所转录。至于"食方"，经核查，有不少与晋代葛洪《肘后方》、唐代甄权《药性论》等书中的含有食物的方剂相似。由于《食疗本草》极少交代引用书籍的出处，我们无法揣测作者还曾参阅过其他哪些医药文献，但仅上述资料来源，已经为我们译注《食疗本草》带来了很大的方便。

遗憾的是，像《食疗本草》这样的好书到现在已经见不到原本。从现有史料来看，该书直到北宋还存在。它最后一次被人引录，是北宋的唐慎微《证类本草》（大约12世纪末）。由于其内容

被融入大型主流本草书中，所以原书反而渐次失传。根据近现代学者的研究，可以知道该书的流传过程及留存到今的该书佚文所在。

现存该书的残片碎金，见于敦煌石窟发现的卷子残卷。该残卷用朱、墨两色书写，可考的药物只有26味（约占原书的九分之一强）。朱书所写是药名、各方前的"又""又方"，以及分隔句段的标点。根据该残卷背面的文字，该件约抄成于长兴五年（934）。尽管残卷所剩无几，但窥豹一斑，它还是为我们了解该书的书写形式和体例提供了最直接的依据。敦煌是唐代我国通向西域的重要驿站，在这里发现《食疗本草》的残卷，说明该书传播的广泛。

《食疗本草》成书以后，就经常被其他医药书籍引用。从现存的古代医药典籍中，我们可以发现引用《食疗本草》的书籍有下列几种：

现存最早的引用该书的是唐·陈藏器《本草拾遗》（739）。该书的"假苏"条就记载了"张鼎《食疗》云：荆芥一名析蓂"，又"桃竹笋"条也引有"张鼎《食疗》云"的内容。我们在译注过程中发现，虽然《本草拾遗》注明出处的只有两条，但还有若干方剂虽未注明出处，其内容却和其他书籍所引的《食疗本草》非常相似。鉴于后世所引《食疗本草》之文常有缺损，这一发现就为我们阅读理解《食疗本草》的某些残缺佚文提供了方便。

984年（相当于北宋雍熙元年），日本丹波康赖所编的《医心方》中也引用了较多的《食疗本草》佚文，并一一列注出处。据统计其中引用"孟诜《食经》云"16条，"孟诜云"62条，"脴玄子张云"13条，一共91条。鉴于《医心方》是一部综合性的医书，因此他引用的《食疗本草》条文大多十分简略，且有删并之处。尽管如此，这却是最能反映《食疗本草》原始面貌的早期材料之一，弥足珍贵。

北宋之时，无论官方还是民间，都收藏有《食疗本草》。嘉祐五年（1060），宋代政府的校正医书局利用官方力量编修的《嘉祐本草》。该书和次年编成的《本草图经》，都分别引用了《食疗本草》的内容。尤其是《嘉祐本草》，引用的"孟诜云"条文达160处。此外，《嘉祐本草》的作者掌禹锡等，还将唐代新出现的食物药单独设立条目，综合各家本草的有关论述撰写各药条正文，并在其后注明资料来源。其中明确提到参考了"孟诜"的药物达26条，如石胡荽条下注："新补见孟诜、陈藏器、萧炳、陈士良、日华子。"可见石胡荽一药的文字参考了上述多家药书。然而世易时移，现在已经无法界定出这些药物的文字分别出于何书，故在辑佚《食疗本草》时，也只好网开一面，将这些条文悉数辑录。从某些药物的行文体例风格来看，《本草图经》（1061）中也引用了《食疗本草》的许多内容，可惜很少注明出处。这样的材料虽然无法作为辑佚的依据，但对我们译注某些条文却有好处，可以参照它们解决一些语焉不详的问题。

此后，北宋四川民间医药学家唐慎微完成了他的本草集大成之作《证类本草》。该书利用他访求所得的《食疗本草》，再次辑录了"《食疗》云"条文176条，并完整地转载了8味《食疗本草》的鱼类条文。唐慎微引文比较严谨，除明显与《嘉祐本草》重复的条文略而不引外，较少删削。唐慎微的《证类本草》是现存宋代唯一完整地流传至今的本草著作，它几乎囊括了宋以前所有本草的精华内容。因此，前述的《本草拾遗》《嘉祐本草》《本草图经》的内容都被保存在《证类本草》之中。可见，唐慎微为保存《食疗本草》的佚文功劳最大。《证类本草》在流传过程中，又分为《大观经史证类备急本草》（简称《大观本草》，首刊于1108）、《政和新修经史证类备用本草》（简称《政和本草》，校刊于1116）两大版本系统。这两大版本系统所保存的《食疗本草》虽然个别文字略有差异，但主体内容是一样的。从唐慎微以后，再也没有发现其他人见到过《食疗本草》原书，并引录其中的文字。

就保存《食疗本草》佚文的现存医药书来看，只有三处：敦煌残卷、《医心方》及《证类本草》（其中有多个引用者）。但凭借这三处所有的《食疗本草》佚文，仍然无法将该书辑复出原来模样。因为只有敦煌残卷的26个药可知其药物排列顺序，其余药物则因被分散引用，无法推测其原来编排次序。加上各家引录《食疗本草》时，往往按其所好，或因避免重复，而加删削，这就造成了现有的《食疗本草》某些药物条文残缺不齐或各药内容相差悬殊等问题。尽管如此，经过古代诸家引录，现已经积累了不少《食疗本草》的佚文。这些材料为近现代研究、辑佚《食疗本草》提供了良好的条件。

四、《食疗本草》的近现代研究、辑佚与本次译注

1907年，英人斯坦因（Sir Aurel Stein）从我国敦煌莫高窟掠走了大批隋唐五代时的卷子书。这批文物现藏英国博物馆（British Museum）。其中《食疗本草》残卷的编号为Stein Rolls No.76。日人狩野直喜首先抄录了这一残卷。1924年，罗振玉又将这一抄件编入了他主编的《敦煌石室碎金》。次年，东方学会根据罗氏重抄本影印刊行了单行本《食疗本草残卷》，并附有王国维、唐兰及罗振玉的跋文。这些跋文是近代国人对《食疗本草》的早期研究心得，也启发了后人对该书的进一步关注。

1930年，日本著名本草学者中尾万三在《上海自然科学研究所汇报》第一集3号中，发表了《〈食疗本草〉之考察》专论。该书分两编，第一编《敦煌石室发现食疗本草残卷考》，全面探讨了该书的作者及成书、流传等问题，第二编为《食疗本草佚文》，实际上这是第一个《食疗本草》的辑佚本。该辑本载药241种，悉数罗列了他收集到的该书佚文。这一最早的辑佚本虽然条文脱漏较多，且校勘印刷错误不少，但中尾万三对《食疗本草》的研究与辑佚作出了杰出的贡献，其筚路蓝缕之功不可埋没。

1931年，国人范凤源将中尾万三辑本删去校注及日文假名旁注，钩稽正文，更名《敦煌石室古本草》，由大东书局铅印，扩大了该书的传播。

从此以后，断断续续有一些关于研究和介绍《食疗本草》的文章发表，但一直没有更新的《食疗本草》辑本问世。1984年，人民卫生出版社计划出版《食疗本草》新辑本。该社贾维诚编审约请谢海洲、马继兴、翁维健、郑金生共议，最后由谢海洲领衔，郑金生执笔、马继兴等审定，完成了《食疗本草》辑本。该辑本精选底本，广罗佚文，共辑得药物260种。因《食疗本草》原目录无存，故无法复原其药物排列原貌。但为检索方便，辑者将佚文仍分

三卷（上卷矿物、草木、果实，中卷鸟兽、虫鱼，下卷米谷、菜蔬）。各类药物先后顺序大致依准《证类本草》。佚文处理采用详注出处、校勘相似条文、保存出入较大的佚文、增加校注等办法，希图既使该辑本的具有文献价值，又增加它的实用性。该辑本仍有文字标点等方面的错误，但毕竟这是我国建国以来内容最丰富的《食疗本草》辑本。1992年中国商业出版社《中国烹饪古籍丛书》收录的《食疗本草》即将该辑本删去校注而成。

1987年11月，上海古籍出版社决定出版一套"中国古代科技名著译注丛书"，特聘胡道静先生任丛书主编。承蒙上海古籍出版社及胡老青睐，邀请我们译注《食疗本草》。该书因系辑本，某些内容残缺，因此要使该书白话译文传信达意，必须通过考索有关文献，才能表达其完整的含义。因此，我们在该译注本中，尽量利用注文弥补佚文残缺的不足。此外，《食疗本草》是一部实用的食疗专著，其中没有多少高深的理论，多为前人经验所得的食疗知识。为了让这部古代食疗名著在当代发挥其实用的价值，我们在不损原义的前提下，尽量将其文字通俗地译成白话。对书中所列的主治疾病、药物组成、剂量、调剂方法、服用方法等，都尽力核实或予以考证。在中医病症、术语等名词的注释中，我们立足于中医描述，只在比较可靠的情况下才与西医病名做比较。为避免繁注，书后附有该书的名词术语注释索引，以便检索。同时，为便于实用，我们又尽力注解了食物的来源，包括出示其科属及拉丁学名。《食疗本草译注》于1993年出版，并于2007年再版，略变更体例，修润文句等。

2020年，我们汲取近几十年中药来源的研究进展与成果，对全书药物来源逐一予以核定与修改，以期更进一步提高该书的学术质量。并在体例、字词等细节上做了调整，增加了若干冷僻字的拼音与注释，以期更多读者能了解我国传统的食疗文化。

郑金生　张同君

2020年12月于北京

译注说明

一、本书各药内容依次为原文、注释、译文。其中原文取自人民卫生出版社 1984 年出版的《食疗本草》（辑本）。原辑者为谢海洲、马继兴、翁维健、郑金生。重录时又依据佚文原出处再加校订。药物分卷及排列一依该辑本，少数文字及标点略有更改。

二、原文或译文中方括号（"[　]"）内的文字，系对原文残缺内容的增补，或为条畅译文、补足其潜在意义的补充文字。必要时加注释以说明增补来源与理由。

三、本书原文及译文一般采用规范的简体字（如"麵"或"麪"作"面"，"麯"或"麴"作"曲"，"蚘"作"蛔"等）。意义全同的异体字，则径改为今正体字（如"蝟"改"猬"，"麞"改作"獐"），意义不全同的异体字则仍其旧（如"羸"不改"羚"，"藕"不改"扁"）。

四、注释侧重说明食物的来源种属、中医病名及术语。常见易明的中医病证名（如头痛、腹泻等），一般不注。注释中医病证名时，主要说明其病状，必要时与西医病名相对照。

五、原书名词术语一般采用名从主人的原则，不另做翻译。有关术语的注释见于该术语首见条文之下。以后重复出现该术语时，不另加注，读者可参阅书后"名词术语注释索引"。有些术语的意义较为简单，翻译时为增加可读性，直接译成白话。

六、本书所见物品名称均可见"食物、药品名称索引"。

目 录

卷 上

盐

蠼螋尿疮⁽¹⁾：盐三升，水一斗，煮取六升，以绵浸汤⁽²⁾，淹疮上。

又，治一切气及脚气⁽³⁾：取盐三升，蒸，候热分裹；近壁脚踏之，令脚心热。

又，和槐白皮蒸用，亦治脚气，夜夜与之良。

又，以皂荚两梃，盐半两，同烧令通赤，细研。夜夜用揩齿。一月后，有动者齿及血蜑齿，并差，其齿牢固。

【注释】

〔1〕蠼螋（qú sōu）尿疮：中医病名。蠼螋，昆虫名。旧传蠼螋尿人影，可使人体相应的部位惨痛如有芒刺，成群发生疱疹，疱疹上有脓点，令人高热恶寒。疱疹多发于腰胁及胸部，或绕腰生出一圈疱疹，相当于今带状疱疹。

〔2〕绵：丝绵。唐代无棉花，故用丝绵，今多用棉花。

〔3〕脚气：中医病名，又名缓风、脚弱。以足胫肿大，软弱麻木者为湿脚气；足胫不肿，但麻木酸痛的为干脚气。过去多认为此病相当于维生素 B₁ 缺乏症，但最新研究认为也可能由其他因素引起脚弱。

【译文】

治蠼螋尿疮，取盐三升，加水一斗同煮，煮到盐水还有六升的时候，用绵浸蘸盐水，湿敷疮面。

又，治各种气病和脚气病，取盐三升，蒸热后分别［用布］包裹，［人靠］近墙壁，用脚踏在热盐包上，使脚板心温热。

又，将盐和［切碎的］槐白皮同蒸后取用，也可治脚气病。以每天夜间使用较好。

又，用皂荚两枚，和盐半两，一同烧炙到通红，再细细研碎，每晚用来揩拭牙齿。［用药］一个月后，［原来］松动的牙齿与龋齿出血都会痊愈，牙齿牢固。

黄　精⁽¹⁾

　　饵黄精，能老不饥。其法：可取瓮子去底，釜上安置令得，所盛黄精令满；密盖，蒸之。令气溜，即暴之。第二遍蒸之亦如此。九蒸九暴。凡生时有一硕，熟有三四斗。蒸之若生，则刺人咽喉。暴使干，不尔朽坏。

　　其生者，若初服，只可一寸半，渐渐增之。十日不食，能长服之，止三尺五寸。服三百日后，尽见鬼神。饵必升天。根、叶、花、实，皆可食之。但相对者是，不对者名偏精。

【注释】

　　〔1〕黄精：为百合科植物黄精 *Polygonatum sibiricum* Delar. ex Redoute 及其同属多种近缘植物的根茎，主要含黏液质、淀粉、糖分、天门冬氨酸、二氨基丁酸等成分。新鲜的根茎服用后刺激咽喉。经反复多次的蒸晒之后，内部化学成分发生变化，味甜而有补益作用。

【译文】

　　常吃黄精，可以抗衰老，使人不觉饥饿。加工方法：可以用一个去底的瓮，在锅上安放好。将瓮中装满黄精，加盖密封蒸熟。有蒸气出来，就取出黄精曝晒。第二次蒸时也这样处理，须经九次蒸、九次曝晒。一石生黄精，可制成三四斗熟黄精。要是没蒸透，还带些生，就会刺激人的咽喉。曝晒是使它干燥，否则容易腐朽变坏。

　　若初次服用生黄精，只能吃一寸半，逐渐增大服用量。服十天后可不用吃饭。可以长期服用黄精，直到一次服黄精三尺五寸长为止。［像这样］进食黄精三百天后，鬼神全能看见。［长期］服用黄精可以升天。黄精的根、叶、花、果实都可以食用。只有叶对生的才是黄精，叶互生的［相似植物］名为"偏精"。

甘 菊[1]

平。其叶正月采，可作羹。茎，五月五日采。花，九月九日采。

并主头风目眩[2]、泪出，去烦热，利五藏[3]。野生苦菊不堪用。

【注释】

〔1〕甘菊：为菊科植物菊花 *Chrysanthemum morifolium* Ramat 的栽培品白甘菊、黄甘菊，其头状花序、嫩枝叶均可作药用。

〔2〕头风：中医病名。症见头痛经久不愈，反复发作。痛势一般比较剧烈，兼症随病因不一而有异同。或兼见目痛，甚至失明；或恶心、眩晕耳鸣；或头部麻木、颈项强痛等。现代所谓青光眼、血管性头痛、鼻炎、脑肿瘤、神经性头痛等都可出现头风症象。

〔3〕五藏：中医名词。指心、肝、脾、肺、肾。有时泛指体内脏器。

【译文】

甘菊性平。正月采集的甘菊嫩叶，可用来作羹。五月五日采收茎枝，九月九日采花。

〔甘菊的叶、茎、花〕都可用来治头风、眼发花、流泪。消除烦热，有利于五脏。野生的苦菊不可〔充作甘菊〕使用。

天 门 冬[1]

补虚劳，治肺劳，止渴，去热风[2]。

可去皮心，入蜜煮之，食后服之。若曝干，入蜜丸尤佳。亦用洗面，甚佳。

【注释】

〔1〕天门冬：为百合科植物天门冬 *Asparagus cochichinensis*（Lour.）

Merr. 的块根。

〔2〕热风：中医名词，又名风热。指风和热邪相结合的病邪，常引起发热、畏风、咳嗽、口渴、咽痛等症状。

【译文】

天门冬补益虚劳，治肺劳，止渴，驱除风热。

刮去［天门冬块根］外皮，抽去木质心，加蜂蜜同煮，饭后服用。如果晒干、制成蜜丸服用更好。用它［浸水］洗脸，非常好。

地　黄[1]

微寒。以少蜜煎，或浸食之；或煎汤，或入酒饮，并妙。

生则寒，主齿痛，唾血，折伤。叶可以羹。

【注释】

〔1〕地黄：为玄参科植物地黄 *Rehmannia glutinosa*（Gaertn.）Libosch 的根茎。经蒸、晒等方法加工后称为熟地黄，性温，专于滋阴养血，生精补髓。生地黄未经蒸晒，性凉，用于滋阴清热，凉血止血。

【译文】

地黄性微寒。加少量的蜂蜜煎煮，或水浸后服用；或用水煎汤，或加酒［浸渍］后饮用均可。

地黄生用则性寒，主治牙齿疼痛，咳唾鲜血，骨折创伤。它的叶可以做成羹。

薯　蓣[1]

治头疼，利丈夫，助阴力。和面作馎饦，则微动气[2]，为不能制面毒也[3]。熟煮和蜜，或为汤煎，或为粉，并佳。干之入药更妙也。

【注释】

〔1〕薯蓣：为薯蓣科植物薯蓣 *Dioscorea polystachya* Turcz. 的块茎。又名山药、淮山。既是常用中药，又是日常食品，具有健脾补肺、固肾益精的作用。

〔2〕动气：某些药物常见的副作用，即引起脏腑功能失调。脏腑的"气"（功能）各有正常运行秩序，如肺气、胃气以下行为顺，脾气以上升为顺，肝气以条达为顺等等。扰动脏气，表现不一。如扰动脾胃之气，则症见腹胀、肠鸣、腹中有气攻冲作痛等。

〔3〕面毒：古人认为小麦制成面以后，性质由凉变热。热性壅积，食后可出现不适，被认为是"面毒"的作用。《本草拾遗》："小麦皮寒肉热。"宋《图经本草》："小麦性寒，作面则温而有毒……其皮为麸，性复寒。"进食面食时，配合吃点醋，被认为是解面毒的好办法。

【译文】

薯蓣治头疼，有益于男子，能强阴壮力。将它和面做成面片煮熟食用，则会有轻微的动气反应，这是因为薯蓣不能消面毒的缘故。[食用时将薯蓣]煮熟后拌和蜂蜜，或者用水煮，或者制成粉，都很好。干燥后入药更妙。

白　蒿〔1〕

寒。春初此蒿前诸草生。捣汁去热黄及心痛〔2〕。其叶生挼，醋淹之为菹，甚益人。又，叶干为末，夏日暴水痢，以米饮和一匙，空腹服之。

子：主鬼气〔3〕，末和酒服之良。又，烧淋灰煎，治淋沥疾〔4〕。

【注释】

〔1〕白蒿：为菊科植物大籽蒿 *Artemisia sieversiana* Ehrh. ex Willd. 的全草。幼嫩时漂去苦水，或用醋腌后可供食用。

〔2〕热黄：湿热型黄疸。症见发热口渴，身、目呈橘黄色，小便黄如浓茶汁，食欲减退，恶心呕吐，便秘，腹胀胁痛。包括今急性黄疸型肝炎、阻塞性胆囊炎等。

〔3〕鬼气：即鬼物邪气。古人将某些精神失常（如言语错乱，啼哭惊走，癫狂昏乱，喜怒悲笑失常等）病症，归因于鬼气。

〔4〕淋沥：中医病名。症见小便涩痛，尿频数，多因热邪下注所致。

【译文】

白蒿性寒。初春时比其他植物冒芽要早。［用全草］捣取汁，可治热黄和心口痛。将它的新鲜叶片揉搓后，用醋腌制成酸菜，对人很有益处。又，叶片干燥后研成末，夏天突然患水泻或痢疾，可以用米汤调［白蒿叶末］一汤匙，空腹时服用。

子（果实）可主治鬼气［引起的疾病］。研末和酒同服，效果好。又，烧成灰后，［用水］淋灰，［过滤，取水］煎服，治淋沥疾。

决 明 子[1]

平。叶：主明目，利五藏，食之甚良。

子：主肝家热毒气[2]，风眼赤泪。每日取一匙，挼去尘埃，空腹水吞之。百日后，夜见物光也。

【注释】

〔1〕决明子：为豆科植物 *Cassia tora* L. 的种子。中医认为本品性凉，可以清肝明目，润肠通便。现代用法多将它微炒、研末，冲服代茶。可治疗高血压、习惯性便秘等。

〔2〕肝家：《大观本草》作"人患"。 热毒：中医病理名词。热即热邪，热邪太盛称之为热毒。热毒可引起各种热性、阳性的实证，如痈疮肿毒、便血发斑等。

【译文】

决明子性平。叶可以明目，有利于五脏，吃用效果很好。

种子能治疗肝脏的热毒，［肝］风引起的红眼、流泪等症。每天取一汤匙，揉搓去尘土，空腹用水送服。一百天后，夜间可以看得见东西。

生　姜[1]

温。去痰下气。多食少心智[2]。八九月食，伤神。

除壮热，治转筋，心满。食之除鼻塞，去胸中臭气，通神明[3]。

又，冷痢[4]：取椒烙之为末，共干姜末等分，以醋和面作小馄饨子，服二七枚。先以水煮，更稀饮中重煮[5]。出，停冷吞之。以粥饮下，空腹，日一度作之良。

谨按：止逆，散烦闷，开胃气。

又，姜屑末和酒服之，除偏风[6]。汁作煎，下一切结实冲胸膈恶气[7]，神验。

又，胃气虚，风热，不能食：姜汁半鸡子壳，生地黄汁少许，蜜一匙头，和水三合，顿服立差。

又，皮寒。[姜]性温。又，姜汁和杏仁汁煎成煎[8]，酒调服，或水调下，善下一切结实冲胸膈。

【注释】

〔1〕生姜：为姜科植物姜 *Zingiber officinale* Rose. 的新鲜根茎。干燥后的姜称作干姜。

〔2〕心智：中医认为心的功能之一是"主神志，智慧出焉"，即人的精神活动（思维、智慧、情感等）取决于心。"心智"即这一功能的表现形式，体现在智慧、聪明等方面。

〔3〕通神明：神明即人的精神，属于心的功能。"通神明"指使人的精神状态畅达、开朗而又健康。

〔4〕冷痢：痢疾的一种类型，一作冷利，又名寒痢。表现为大便呈白冻状（黏液或脓液），或色青，质稀气腥，伴见里急后重，口不渴，吃生冷物会加重病情，小便清长，病程较久。

〔5〕稀：《大观本草》作"之"。

〔6〕偏风：中医病证名。又称偏枯，或半身不遂。症见一侧上下肢瘫痪，或兼疼痛。久则患肢肌肉痿缩枯瘦。

〔7〕结实：中医病证名。饮食等停积结聚在胃肠，引起腹胀、呕吐酸腐、嗳气泛酸，不思饮食，便秘等症状。此属胃腑实证，又称胃家实。

〔8〕煎：《大观本草》作"膏"。

【译文】

生姜性温。去痰下气。多食降低心智响。八九月进食生姜，伤人精神。

可以消除高热，治疗转筋、胸口满闷。食用生姜能解除鼻塞，清除胸中的不正常气味，通神明。

又，治疗冷痢，取花椒烘烤后研成细末，再加入等量的干姜末，用醋和面，做成小馄饨，一次吃十几枚。〔煮食方法〕：先用水煮馄饨，再用稀米汤重煮。捞出停凉以后吞服，用粥送下。空腹时服，每天吃一次为好。

谨按：〔生姜可以〕止呕逆，消散烦闷，开胃气。又，姜制成屑末，和酒一同服用，可治疗偏风。生姜汁煎煮浓缩成膏，可消除各种〔胃肠〕结实、上冲胸膈的不良气体，效果很好。

又，胃气虚弱，〔兼患〕风热，不想吃东西〔的患者〕，可用半个鸡蛋壳的生姜汁，少量生地黄汁，一汤匙蜂蜜，用水三合调和，一次全部服下，很快痊愈。

又，生姜皮性寒，〔去皮的生姜〕性温。

又，生姜汁配合杏仁汁，煎煮成膏，用酒调服，或用水送服，能较好地消除因各种〔肠胃〕结实引起气上冲胸膈的病症。

苍 耳[1]

温。主中风、伤寒[2]头痛。

又，丁肿困重，生捣苍耳根、叶，和小儿尿绞取汁，冷服一升，日三度，甚验。

拔丁肿根脚[3]。

又，治一切风：取嫩叶一石，切，捣和五升麦藥，团作块，于蒿、艾中盛二十日，状成曲。取米一斗，炊作饭。看冷暖，入苍耳麦蘖曲，作三大升酿之。封一十四日成熟。取此酒，空心暖服之，神验。封此酒可两重布，不得全密，密则溢出。

又，不可和马肉食。

【注释】

〔1〕苍耳：为菊科植物苍耳*Xanthium sibiricum* Patr. ex Widd.，其果实、茎、叶均可药用。可祛风胜湿，通窍，止痛。

〔2〕中风、伤寒：中医的两种病证名。中风，指外感风邪的病症。《伤寒论》："太阳病，发热，汗出，恶风，脉缓者，名曰中风。"伤寒，指感受寒邪的病症。《伤寒论》："太阳病，或已发热，或未发热，必恶寒，体痛呕逆，脉阴阳俱紧者，名曰伤寒。"感冒风寒后，头痛是常见的症状之一。

〔3〕拔丁肿根脚：《证类本草》仅引此类字，未载用药法。考宋《本草图经》载："治丁肿困甚者，生捣根叶，和小儿溺绞取汁，令服一升，日三。又，烧作灰，和腊月猪脂封上，须臾拔出根，愈。"译文据此增补治法。

【译文】

苍耳性温。主治中风或伤寒引起的头痛。

又，患疗疮肿毒，身体困重，用新鲜苍耳的根、叶捣烂，加入小儿尿一起绞取汁液，冷服一升，每日三次，很有效验。

［又，将苍耳草烧灰，拌和腊月的猪油封盖疗疮疮面］，可拔出疗疮肿毒的根脚。

又，治疗一切风邪：取嫩叶一石，切碎；将五升麦芽［与苍耳叶］拌和，捣烂，用手团成块。［将此团块］在青蒿、艾中放置二十天，使它变成曲状。然后用一斗米，做成饭，待温度降到合适的时候，放进苍耳麦芽曲三大升，用它来酿酒。经密封十四天后酒成熟。取此酒加热，空腹饮用，效果特好。封盖这种酒时，只需用两层布，不能完全密封，过于严密则酒会溢出。

又，苍耳不可和马肉同吃。

葛　根[1]

蒸食之，消酒毒[2]。其粉亦甚妙。

【注释】

〔1〕葛根：入药多用豆科植物葛*Pueraria lobata*（Willd.）Ohwi的块根，食用多取家种的甘葛（粉葛）*P. thomsonii* Benth.的块根。切块煮熟可用作果品。葛根经水磨而澄取的淀粉叫"葛粉"，可供食用。葛根是一味常用中药，有发表解肌，解热生津之效。

〔2〕酒毒：酒性大热，过量饮用会引起中毒。梁·陶弘景《本草经集注》："人饮之使体弱神昏，是其有毒故也。"古人认为过量饮酒后各种不适或中毒反应，都是酒毒所致。常用葛花（或葛根）、枳椇、赤豆花、绿豆粉等性凉之物来解酒毒。

【译文】

将葛根蒸熟后食用，可以消除酒毒。葛根的淀粉也有很好的效果。

栝　楼〔1〕

子：下乳汁。

又，治痈肿：栝楼根苦酒中熬燥，捣筛之。苦酒和，涂纸上，摊贴。服金石人宜用〔2〕。

【注释】

〔1〕栝（guā）楼：又名瓜蒌。为葫芦科植物栝楼*Trichosanthes kirilowii* Maxim.，其果实（栝楼实）、种子（栝楼子）、根（栝楼根，又名天花粉）均为常用中药。栝楼实可润肺化痰，宽胸润肠。天花粉能生津止渴，排脓消肿。

〔2〕金石：或称丹石，指道家用于修炼的某些药物，以丹砂（朱砂）、硫黄及多种矿物乃至金属组成。这些丹石药具有一定的毒性，易使人发热、口渴甚至狂躁。减低或消除丹石药热毒的办法常称之为"下丹石"或"压丹石毒"等。

【译文】

栝楼的种子可以促进乳汁分泌。

又，治痈疮肿毒：栝楼根和醋一起煮熬，〔醋熬干后将栝楼根〕干燥，捣成末，过筛。用醋调和〔栝楼根粉末〕涂在纸上，摊贴〔在患处〕。常服用金石药的人适合使用。

燕 覆 子⁽¹⁾

平。右主利肠胃⁽²⁾，令人能食。下三焦，除恶气。和子食更良。江北人多不识此物，即南方人食之⁽³⁾。

又，主续五藏音声及气，使人足气力⁽⁴⁾。

又，取枝叶煮饮服之，治卒气奔绝。亦通十二经脉⁽⁵⁾。其茎为通草，利关节拥塞不通之气⁽⁶⁾。今北人只识通草，而不委子功。其皮不堪食。煮饮之，通妇人血气。浓煎三、五盏，即便通。

又，除寒热不通之气，消鼠瘘⁽⁷⁾、金疮⁽⁸⁾、踒折⁽⁹⁾。煮汁酿酒妙。

【注释】

〔1〕燕覆子：为木通科三叶木通 *Akebia trifoliata*（Thunb.）Koidz. 白木通 *A. trifoliata* var. *euatralis*（Diels）Rehd. 及木通 *A. quinata*（Thunb.）Decne. 的果实。又名八月札。其茎即中药木通。燕覆子富含糖类，成熟后香甜味美。

〔2〕利：《嘉祐本草》作"厚"。

〔3〕即南方人食之：《嘉祐本草》作"江南人多食"。

〔4〕又，主续……气力：《嘉祐本草》作"又续五藏断绝气，使语声气足"。

〔5〕十二经脉：中医名词，为人体经络的主要组成部分，由手三阴、足三阴、手三阳、足三阳共十二条经脉组成，即手太阴肺经、手阳明大肠经、足阳明胃经、足太阴脾经、手少阴心经、手太阳小肠经、足太阳膀胱经、足少阴肾经、手厥阴心包经、手少阳三焦经、足少阳胆经、足厥阴肝经。人体的营卫气血不断地循环运行于其中。

〔6〕利关节……之气：《嘉祐本草》作"食之通利诸经脉拥不通之气"。

〔7〕鼠瘘：中医病名。多发于颈项、腋下等处。初起出现结块如豆，后渐增大、且连成串。若溃破则出稀脓液，或夹豆渣样分泌物。此愈彼起，久不收口，可形成瘘管。清·莫枚士《研经言》："瘘之称鼠，亦取串通经络为义。"又称瘰疬，相当于淋巴结结核、慢性淋巴结炎等病。

〔8〕金疮：中医病名，又称金创。指由金属刃器损伤肢体所造成的创伤。

〔9〕踒（wō）折：肢体猛折而造成的筋骨受伤。

【译文】

燕覆子性平。有益于肠胃，使人食量大增。可以通利三焦，消除恶气。连种子一起吃更好。江北人多不知道此物，但南方人多食用它。

又，能在人五脏衰竭、言语、气息难以接续时发挥补气作用，使人气力复壮。

又，取其枝、叶煮汤饮用，治突然发作气往上冲、上气不接下气之症。也可以疏通十二经脉。它的茎即"通草"，可以通利关节，驱除其间的壅塞不通之气。现在北方人只知道用通草，而不很了解燕覆子的功效。燕覆子的外皮不可食用。煮汤饮用，可疏通妇人的经血。浓煎〔燕覆子〕汤三五盏，血气很快通畅。

又，〔其茎枝〕能消除寒热邪气，疏通壅塞之气。又可治鼠瘘、金创、踒折。煮取汁液，用来酿酒更妙。

百　合〔1〕

平。主心急黄〔2〕，蒸过，蜜和食之。作粉尤佳。红花者名山丹，不甚良〔3〕。

【注释】

〔1〕百合：栽培品主要是百合科植物百合 *Lilium brownii* F. E. Brown var. *colchesteri* Wils.，食用其鳞茎。有润肺止咳，清心宁神之功。开红花的山丹，系百合同属植物（*L.concolor* Salisb.），野生，一般不作食品，可入药，作用同百合。

〔2〕心急黄：急黄乃脾胃热盛，突然发黄。初起发热，心战心闷气喘，危及生命，又称心黄。或发病急骤，黄疸迅急加深呈橘红色。重者昏迷说胡话，高热、胸闷腹胀，吐衄便血等，为黄疸中的危重症。

〔3〕不甚良：《大观本草》作"不堪食"。

【译文】

百合性平。治疗心急黄，将百合蒸熟，调蜂蜜同食。制成粉食用尤其好。开红花的叫"山丹"，[作用]不是很好。

艾 叶(1)

干者并煎者，金疮，崩中(2)，霍乱(3)；止胎漏(4)。春初采，为干饼子，入生姜煎服，止泻痢。三月三日，可采作煎，甚治冷。若患冷气，取熟艾面裹作馄饨，可大如弹子许。

艾实：又治百恶气(5)，取其子，和干姜捣作末，蜜丸如梧子大，空心三十丸服，以饭三五匙压之(6)，日再服。其鬼神速走出，颇消一切冷气(7)。田野之人与此方相宜也。

又，产后泻血不止，取干艾叶半两炙熟，老生姜半两，浓煎汤，一服便止，妙。

【注释】

〔1〕艾叶：为菊科植物艾 Artemisia argyi Levl. et Vant. 的叶。古人常取其嫩叶与米面做成食品。干燥的叶可入药，有理气血、散寒湿、暖子宫、止血、安胎等功效。果实（艾实）亦入药，可理中散寒。

〔2〕崩中：中医病名。指不在月经期，忽然阴道大量出血，来势很急的一种妇科病症。

〔3〕霍乱：中医病名。以起病急，大吐大泻，烦闷不舒为特征。因"挥霍之间，便致缭乱"得名。相当于细菌性食物中毒等病，非后世西医所称的霍乱、副霍乱。

〔4〕胎漏：中医病名。指妊娠期阴道不时少量下血。中医认为系气血虚弱、肾虚、血热等原因引起病证。

〔5〕恶气：泛指可以引起疾病的外界因素，尤其是能引起传染病或中毒的凶险邪气。

〔6〕压：服用某些药物之后，常吃些饭食以预防药气上涌引起不适，称之为"压"。

〔7〕冷气：《证类本草》所引"食疗"原作"冷血"《嘉祐本草》引"孟诜"作"冷气"。考《药性论》有一相似单方云："又捣末和干姜末为丸，一服

三十丸，饭压。日再服。治一切冷气。"故取"冷气"为正。

【译文】

　　干艾叶或浓煎艾叶，都可治金疮、崩中、霍乱。能止胎漏。春初采叶，做成干饼子，加生姜一同煎服，可以止腹泻或痢疾。三月三日，采叶制成煎膏，对冷疾很有效。若患冷气［类疾病］，可取春捣得很细软的艾叶，用面裹做成馄饨，形状像弹子差不多大。

　　艾实可治多种恶气［引起的疾病］。取其果实，和干姜一起捣成细末，做成像梧桐子大小的蜜丸，空腹服用三十丸，然后立刻吃三五汤匙饭，压一压药气。一天服两次，可使［致病的］"贵神"很快排出体外，非常有助于消除一切冷气。农村的体力劳动者适合于使用这个方子。

　　又，产后不停地出血，量很多，可取干艾叶半两炒过，与半两老生姜一道煎成浓汤，吃一服就可以止血，效果好。

小　蓟[1]

　　根：主养气。取生根叶，捣取自然汁，服一盏，立佳。又，取菜煮食之，除风热。

　　根：主崩中。又，女子月候伤过，捣汁半升服之。

　　叶：只堪煮羹食，甚除热风气。又，金创血不止，挼叶封之即止。夏月热，烦闷不止，捣叶取汁半升，服之立差。

【注释】

　　〔1〕小蓟（jì）：又名蓟菜。为菊科植物刺儿菜 Cephalanoplos segetum（Bge.）Kitam.，全草（蓟菜）幼嫩时可食用。根（小蓟根）为常用中药，可凉血止血，消散痈肿，利尿。

【译文】

　　小蓟根能补养精气。取新鲜的根、叶，捣烂，榨取自然汁，服一盏，立时见效。又，取蓟菜煮食，可除风热。

小蓟根可用治崩中。又，女子月经过多，可捣［根取］汁半升服用。

叶只能用来煮成羹食用，对解除风热很有效。又，受刀伤出血不止，将叶揉烂，封在伤口上即可止血。夏天炎热，令人烦闷不已，可捣叶取汁半升，服后马上就好。

恶 食[1]

根：作脯食之良。

热毒肿[2]，捣根及叶封之。

杖疮[3]、金疮，取叶贴之，永不畏风[4]。

又瘫缓及丹石风毒，石热发毒。明耳目，利腰膝，则取其子末之，投酒中浸经三日，每日饮三两盏，随性多少。

欲散支节筋骨烦热毒，则食前取子三七粒，熟挼吞之，十服后甚良。

细切根如小豆大，拌面作饭煮食[5]，尤良。

又，皮毛间习习如虫行，煮根汁浴之。夏浴慎风。却入其子炒过，末之如茶，煎三匕，通利小便。

【注释】

〔1〕恶食：为菊科植物牛蒡 *Arctium lappa* L.的果实，今称牛蒡子，为常用中药。性凉，能疏散风热，解毒透疹，利咽消肿。牛蒡根含蛋白质、菊淀粉及牛蒡糖等，古人常用鲜根作菜食用。

〔2〕热毒肿：热毒引起的痈肿，局部红、肿、热、痛，也可引起发热、恶寒等全身症状，兼见口渴、舌红、苔黄、小便黄等症。

〔3〕杖疮：古代因受刑（杖打）而致的创伤，伤口感染后也会形成疮面。

〔4〕风：这里指引起伤口感染的风毒。中医认为破伤风即外伤创口中了风邪引起的疾病；蓐风即产后伤损处为风邪侵犯所致，均可见角弓反张、牙关紧闭等严重症状。西医的因破伤风杆菌引起的疾病即属此类。

〔5〕本条原缺主治，今译文据《证类本草》所引《药性论》相近条文补入。

【译文】

将恶食的根制成果品食用，很有好处。

患热毒肿，可将根、叶捣烂，封盖患部。

治杖疮、金疮，取叶贴在伤口上，不用害怕［感染］风毒。

又可以治疗瘫痪，以及丹石引起的风毒。丹石性药，可引发热毒。使耳聪目明，腰膝强健，则可取［牛蒡］子研末，投入酒中浸渍三天。每天可饮酒三两盏，以平素酒量决定服用量。

要想消散肢体关节、筋骨之间的热毒烦痛，则在吃饭前取［牛蒡］子二十余粒，反复搓揉后吞服，吃十剂后可获好效果。

将根细切如小豆大小，拌和面粉煮食，以此当饭，［对消除胀满壅塞］尤其好。

又，皮肤毛孔之间痒习习、像有小虫爬行似的，可用煮［牛蒡］根的水洗澡。夏天［用此汤水］洗澡时要小心避风。再将［牛蒡］子炒过，研末当茶，一次煎服三小匙，能通利小便。

海　藻[1]

主起男子阴气，常食之，消男子癗疾[2]。南方人多食之，传于北人[3]。北人食之，倍生诸病，更不宜矣。瘦人，不可食之。

【注释】

〔1〕海藻：海生藻类植物，多数可食、药两用。今所用海藻，为马尾藻科植物羊栖菜 *Sargassum fusiforme*（Harv.）Setch. 或海蒿子 *S. pallidum*（Turn. C. Ag.）的全草。含有藻胶酸、粗蛋白、甘露醇及一定量的碘。古人常将海生藻类植物洗捋去腥气，和米面蒸食，为日常菜茹，荒年亦可充粮，甚有益于人体健康。中医认为海藻可软坚，消痰，利水，泄热。它所含的碘，对治疗单纯性甲状腺肿（瘿瘤）有特殊疗效。近年用于降血脂，治疗高血压等病。

〔2〕"主起"句：此据《嘉祐本草》所引。《医心方》作："食之，起男子阴，恒食，消男子癗。"癗，一作"癫"，即睾丸肿大。参"狐"条注〔3〕。

〔3〕北人：《大观》作"北方"。

【译文】

　　海藻能使男子性功能增强。经常食用，可消除男子的癀疾。南方人经常食用，后来传给了北方人。北方人食用海藻，反倒更多地引起一些毛病，大概是不适合吃这种食品。形体消瘦的人，不要食用它。

昆　布⁽¹⁾

　　下气⁽²⁾，久服瘦人。无此疾者，不可食。海岛之人爱食，为无好菜，只食此物。服久，病亦不生。遂传说其功于北人。北人食之，病皆生，是水土不宜尔。

【注释】

　　〔1〕昆布：为海带科植物海带 *Laminaria japonica* Aresch.或翅藻科植物黑昆布 *Ecklonia kurome* Okam.及裙带菜 *Undaria pinnatifida*（Harv.）Sur.的叶状物。其所含成分及功效均与上条"海藻"相似。本条内容见于《证类本草》引用，列于"昆布"条下。它与《嘉祐本草》在"海藻"条下引述的"孟诜云"内容相似，可互相参见。古代对海藻、昆布原植物的描述较混乱，今按现时品种分成两条。

　　〔2〕下气：中医治法名称。中医所说的气可用来泛指人体脏器组织的机能（如五脏之气、六腑之气）。不同脏器的气走向不一（如胃气宜降、脾气宜升）。人体依靠气的循环运动，维持着血液、津液等营养物质的输布及代谢产物的排泄。如果气的运动停滞或者逆乱，就会产生各种疾病（如腹中结气作痛、痰涎壅滞、水肿、喘咳等）。该向下运动的气不下降或反而上冲，就会出现气滞腹胀、痰郁胸闷、咳喘呕逆等症。解除这类病证的常用治法即"下气"。

【译文】

　　昆布下气，长期食用使人体瘦。没有〔阳痿、疝气之类〕疾病的人，不可食用。海岛上的人们喜欢食用它，是因为当地没有别的好菜，只得食用此物。经常食用，也不会产生什么毛病。于是它的作用就在北方人中间传开了。北方人吃了它之后，就出现了好些毛病，这大概是水土不相适应吧。

紫　菜[1]

下热气，多食胀人。若热气塞咽喉，煎汁饮之。此是海中之物，味犹有毒性。凡是海中菜，所以有损人矣。

【注释】

〔1〕紫菜：为红毛菜科植物甘紫菜 *Porphyra tenera* kjellm. 及其同属多种近缘植物的叶状体。功效与海藻、昆布亦相近。含多量蛋白质、碳水化合物、碘及较丰富的维生素，营养丰富。性寒，味甘咸，并无毒性。用以利咽喉，养心清热，治瘿瘤脚气。

【译文】

紫菜清热下气，但过多食用会使人腹胀。假如因热气上逆，气塞咽喉，可以煮紫菜汁饮服。这是海中的植物，其味还是某种毒性。因此，一般海中的菜蔬，都可能有损人体健康。

船　底　苔[1]

冷，无毒。治鼻洪，吐血，淋疾[2]，以炙甘草并豉汁浓煎汤[3]，旋呷。

又，主五淋[4]，取一团鸭子大，煮服之。

又，水中细苔，主天行病[5]，心闷，捣绞汁服。

【注释】

〔1〕船底苔：《嘉祐本草》新补药，云“见孟诜、陈藏器、日华子”。本品指生长在船身水线下的某些低等苔藓之类的植物。下文水中细苔也是指生长在水中的某些细小的藻类植物。我国古代用作食品或药物的藻类种类极多，现知包括红藻门、褐藻门、绿藻门等许多种植物。日常食用的以海水藻类为主。某些淡水藻类植物也可供食用。干燥后的藻类均可称作“干苔”。海水藻类含大

量的碳水化合物、蛋白质和脂肪。此外，还含有多种维生素、微量元素，碘的含量尤其丰富。在肉类或米食中加入这些藻体，有助于消化。中医认为海生藻类功效大多相似，可参见海藻、昆布条。

〔2〕淋疾：中医病名。指尿频、尿急、排尿障碍与涩痛淋沥等疾患。根据症状又分作五淋：石淋、气淋、膏淋、劳淋、血淋。

〔3〕汤：《大观》作"温"。

〔4〕五淋：见本条"淋疾"注。

〔5〕天行病：中医名词。指广泛流行的急性传染病。

【译文】

船底苔性冷，无毒。治鼻腔大出血，吐血，淋疾：用炙甘草及豆豉汁［和船底苔一起］煎成浓汤后饮服。

又，主治五淋：取鸭蛋大的一团船底苔，煮后服用。

又，水中细苔：主治天行病，心中烦闷，将船底苔捣烂绞汁饮服。

干 苔⁽¹⁾

味咸，寒一云温。主痔，杀虫，及霍乱呕吐不止，煮汁服之。

又，心腹烦闷者，冷水研如泥，饮之即止。

又，发诸疮疥，下一切丹石，杀诸药毒。不可多食，令人痿黄，少血色。

杀木蠹虫，内木孔中。但是海族之流，皆下丹石。

【注释】

〔1〕干苔：《嘉祐本草》新补药，云"见孟诜、陈藏器、日华子"。干苔，为石莼科藻类植物浒苔 *Enteromorpha prolifera*（Muell.）J. Ag 及其多种同属近缘植物的藻体，可供食用。

【译文】

干苔味咸，性寒（一说性温）。治痔疮，杀虫，以及用于霍乱呕吐不止，煮干苔汁服用。

又，治疗心烦、腹中闷胀的患者，用冷水研磨干苔成泥状，饮用后就可痊愈。

又，干苔可以引发各种疮疥，排解一切丹石药［的不良作用］，消除各种药物的毒性。不可多食，否则可使人面色痿黄，缺少血色。

可以杀死木蠹虫，将干苔放进［被蛀空的］树孔中。凡是生活在海里的生物，都能排解丹石药［的毒性］。

蘹 香 (1)

［恶心］(2)，取蘹香华、叶煮服之。

国人重之，云有助阳道(3)，用之未得其方法也。生捣茎叶汁一合，投热酒一合，服之治卒肾气冲胁，如刀刺痛，喘息不得。亦甚理小肠气(4)。

【注释】

〔1〕蘹香：即小茴香，为伞形科植物茴香 *Foeniculum vulgare* Mill. 的果实。为常用调味品，也可入药。性温，味辛，气芳香。能温肾散寒、和胃理气。常用治寒疝、胃寒痛等病证。茎、叶亦可煮食，辟秽安胎，理气止痛。

〔2〕恶心：此条乃《医心方》引"孟诜食经恶心方"，据此补其主治。

〔3〕阳道：男子生殖器官，或泛指男子生殖系统功能。

〔4〕小肠气：疝气的俗称。

【译文】

治恶心，取蘹香花和叶煮汤饮用。

我国的人们很看重蘹香，说它有助于阳道，但运用时又不得其法。将新鲜的蘹香茎、叶捣汁，取一合，掺入热酒一合，饮服后可治疗突发的肾气上冲两胁，如刀刺一样疼痛，连喘气也觉得疼痛。对疏理小肠气也很好。

荠苨⁽¹⁾

丹石发动，取根食之尤良。

【注释】

〔1〕荠苨：古代荠苨、桔梗、沙参三物因形似常彼此充代，很难确定古医籍所用荠苨的植物来源。今植物学将桔梗科植物 *Adenophora trachelioides* Maxim.名为"荠苨"，药用其根。民间多用其根为果、菜，可用蜜渍制成果脯。性寒，味甘。可清热，解毒，化痰。

【译文】

丹石药引起中毒反应时，取荠苨根进食，很有好处。

蒟酱⁽¹⁾

温。散结气⁽²⁾，治心腹中冷气。亦名土荜拨。岭南荜拨尤治胃气疾⁽³⁾，巴蜀有之。

【注释】

〔1〕蒟（jǔ）酱：为胡椒科植物蒟酱 *Piper betle* L.的果穗。后世多用其叶（蒌叶），味辛气香，广东等地的人常将此包槟榔同吃。性温，味辛。有温中下气，消痰散结之功。其果穗的作用与另一种胡椒科植物荜拨 *Piper Longum* L.相似。

〔2〕结气：一作"气结"。常因肝气郁结、脾失健运引起腹中气机滞结，出现腹胀，或痛处攻冲不定，胸闷胁痛等症。暖气或放屁后疼痛减轻。

〔3〕胃气疾：指胃的功能失调，表现为胃脘痞胀或作痛、嗳气、呕逆清水、食欲减退等。参"野鸡、白鸭"条注〔2〕"平胃气"。

【译文】

蒟酱［果穗］性温。能消散腹中结气，治疗冷气停积在胸腹中。也叫做"土荜拨"。岭南的荜拨用来治疗胃气疾特别好，巴蜀也有这种荜拨。

青 蒿[1]

寒。益气长发[2]，能轻身补中[3]，不老明目，煞风毒。捣傅疮上，止血生肉。最早，春便生[4]，色白者是。自然香醋淹为菹，益人。治骨蒸[5]，以小便渍一两宿，干，末为丸，甚去热劳。

又，鬼气，取子为末，酒服之方寸匕[6]，差。

烧灰淋汁[7]，和石灰煎，治恶疮瘢黡。

【注释】

〔1〕青蒿：为菊科植物黄花蒿 *Artemisia annua* L. 及青蒿 *A. carvifolia* Buch.-Ham. 的全草。幼嫩可取作菜食。性寒，气香。能解暑清热，除蒸，抗疟。

〔2〕益气：又称补气。中医治疗气虚证的方法。这里的"气"，主要指脾、肺之气。气虚证的表现多见倦怠乏力、声低懒言、面色㿠白、自汗怕风、大便滑泄等症。

〔3〕轻身：体重减轻，身体轻便。道家认为某些药物能使轻身，最终可飞升上天，成为神仙。故古代受道教服食影响的某些药书中，常可见"轻身不老神仙"之类的药效描述。

〔4〕便：《大观本草》作"前"。

〔5〕骨蒸：中医病名。形容其发热自骨髓透发而出，症见潮热，盗汗，心烦少睡，手足心发热，小便黄赤等，属于劳瘵之类。今所谓结核病多出现骨蒸。

〔6〕方寸匕：古代量药的器具。匕，即匙。一方寸匕，为体积正方一寸的容量。相当于十粒梧桐子大小，一说约等2.74毫升，盛金石药末约为2克，草木药末为1克左右。

〔7〕烧灰淋汁：用草木灰淋汁治皮肤瘢痕黑子，或腐蚀恶疮，是中医古代常用的方法。植物烧灰后，主要含氧化钾（K_2O）、二氧化硅（SiO_2）、氧化钙（CaO）等成分。用水浇淋后，滤去灰渣，溶液中含氢氧化钾 $K(OH)$、氢氧化钙 $Ca(OH)_2$ 等碱性溶液。用此溶液可以洗涤污垢。如果配合生石灰 $Ca(OH)_2$ 水，可显示强碱性，用来腐蚀皮肤，清除恶疮或消除皮肤

黑子有效。

【译文】

青蒿性寒。补气、促使头发生长，还能轻身，补益脾胃，抗衰老，明目，消除风毒。捣［新鲜青蒿茎叶］敷在疮面上，能止血、长肉，［促进疮口愈合］。［青蒿萌芽］最早，初春萌生，嫩叶布满白毛的就是。［将鲜青蒿］用香醋腌成酸菜，对人有益。治疗骨蒸，用小便浸渍青蒿一两昼夜，取出干燥后，研末，做成丸剂服用，对消除劳热十分有效。

又，治疗鬼气，取果实研为末，酒送服一方寸匕，可以治愈。

［取青蒿全草］烧成灰，用水浇淋［灰烬］，澄取水液，和［生］石灰一起煎煮，可治恶疮和皮肤瘢痕黑子。

菌 子[1]

寒。发五藏风壅经脉[2]，动痔病，令人昏昏多睡，背膊、四肢无力。

又，菌子有数般，槐树上生者良。野田中者，恐有毒，杀人。

又，多发冷气，令腹中微微痛。

【注释】

〔1〕菌子：即菌类植物的子实体。古代所谓檽（ruǎn）、蕈、菇、芝都属于菌子，多来源于担子菌纲的某些科属。常见的食用或菌用真菌有香菇（香菌）、蘑菇、木耳、灵芝等。许多食用真菌营养丰富，为食中佳品。但也有些野生菌类有毒，误食常引起严重中毒症状，甚至致人死命。

〔2〕五藏风：即内风。指脏腑功能失调，气血逆乱，筋脉失养，出现眩晕、抽搐、昏仆及口眼㖞斜，两目上视等神经系统症状。因这些症状的出现像风一样急骤、动摇而多变，故以风命名。平素所说的"中风"即内风扰动所致。但本条因食用菌子引起的"五脏风"，似指某些有毒菌子导致的某些中毒反应。下文所引"动痔病，令人昏昏多睡，背膊、四肢无力"，实际上也都属于中毒症状。无毒的食用菌没有这些不良作用。　　经脉：《证类本草》作"经络"。

【译文】

菌子性寒。能引发五脏风，使经脉［气血］壅滞，痔疮发作；令人昏昏沉沉，嗜睡，让人胳膊、背上及四肢无力。

又，菌子有好些种类。以生长在槐树上的为好。野田里的菌子，［有的］恐怕有毒，甚至会毒死人。

又，常可引发［脾胃间］的冷气，使人腹中微微作痛。

牵 牛 子[1]

多食稍冷。和山茱萸服之，去水病[2]。

【注释】

〔1〕牵牛子：为旋花科植物牵牛 *Pharbitis nil*（L.）Choisy、圆叶牵牛 *P. purpurea*（L.）Voigt 等的种子。含牵牛子苷、脂肪油等成分，可导致泻下。中医认为它性寒，有毒。能泻水消肿，下气杀虫。

〔2〕水病：体内水液、水湿过多引起的疾病，包括水肿、腹水等。

【译文】

牵牛子过多食用会稍微显示一些寒性。和山茱萸一起服用，可以消除水病。

羊 蹄[1]

主痒，不宜多食。

【注释】

〔1〕羊蹄：为蓼科植物羊蹄 *Rumex japonicus* Houtt.。叶可作菜。根入药，性寒味苦，有小毒。有清热凉血止血、解毒杀虫疗癣之效。外用内服均可。

【译文】

　　羊蹄可以止痒，不宜多食。

菰菜、菱首[1]

　　利五藏邪气，酒皶面赤，白癞疬疡[2]，目赤等，效。然滑中，不可多食。热毒风气，卒心痛[3]，可盐、醋煮食之。

　　若丹石热发，和鲫鱼煮作羹，食之三两顿，即便差耳。

　　菱首：寒。主心胸中浮热风，食之发冷气，滋人齿，伤阳道，令下焦冷滑[4]，不食甚好。

【注释】

　　〔1〕菰菜：为禾本科植物菰 *Zizania latifolia*（Griseb.）Stapf。其根茎、根、果实（菰米）均可食用。　　菱首：又叫菱白、菱笋，是菰的花茎经菱白黑粉 *Ustilago esculenta* Henn.的刺激而形成的纺锤形的肥大菌瘿，是常食菜蔬之一。性寒，味甘，可止渴，解热毒，除烦，利大小便。

　　〔2〕白癞：中医病名。病发于皮肤，初起皮色逐渐变白，四肢皮肤僵硬麻木，关节间发热，手足无力，患部肌肉刺痛感，声哑，视物不清。类似今结核型麻风。　　疬疡（lì yáng）：又名疬疡风。症见面颊颈项，忽生斑驳，点点相连而圆，似癣。为一种皮肤病。

　　〔3〕卒心痛：中医病名。即突然发作的心口（胃脘或心前区）痛，类似于现代所称心绞痛。一般所指心痛，则多指胃脘痛（或称胃痛）。

　　〔4〕下焦冷滑：指肚脐以下的脏器出现某些"冷滑"（如腹泻，大便清冷、稀薄，畏寒，白带清稀，滑精等）的症状。

【译文】

　　菰菜［根或根茎］可消除五脏的邪气，治酒皶鼻，面部发红，白癞、疬疡，眼睛发红等有效。然而也可令人腹泻，不可多食。治热毒风气，卒心痛，可用盐、醋一起烹煮食用。

　　假如因服食丹石药引起发热，可以和鲫鱼一起煮作羹，吃上三两顿，就可以治愈。

茭首性寒。治疗心胸之间浮躁烦热。［过多］食用可能引发［腹中］的冷气，损害人的牙齿，伤害阳道，使下焦冷滑，故不吃最好。

萹　竹⁽¹⁾

蛔虫心痛，面青，口中沫出，临死⁽²⁾：取叶十斤，细切；以水三石三斗，煮如饧，去滓。通寒温，空心服一升，虫即下。至重者再服，仍通宿勿食，来日平明服之。

患痔⁽³⁾，常取萹竹叶煮汁澄清。常用以作饭。

又，患热黄、五痔⁽⁴⁾，捣汁顿服一升，重者再服。

丹石发，冲眼目肿痛，取根一握，洗。捣以少水，绞取汁服之。若热肿处，捣根茎傅之。

【注释】

〔1〕萹竹：为蓼科植物萹蓄 *Polygonum aviculare* L.的全草。嫩茎叶可食用。性寒味苦，能清热除湿，利尿通淋，杀虫止痒。

〔2〕临死：《证类本草》原作"临水"。今据《药性论》方云："煮（萹竹）汁与小儿服，主蛔虫等咬心心痛，面青，口中沫出，临死者"，可知"临水"乃"临死"之误。

〔3〕痔：《证类本草》原作"治"。于义不通，且本方无主治。考《药性论》方云："主患痔疾者，常取（萹竹）叶捣汁服，效。"是知"治"为"痔"同音致误，因改。

〔4〕五痔：《诸病源候论》作牡痔、牝痔、脉痔、肠痔、血痔。此处泛指多种肛门疾病。

【译文】

萹竹可治蛔虫引起的心口痛，脸色发青，口中吐白沫，仿佛要死去一样，可取萹竹叶十斤，细切，加水三石三斗，煮［到汁液浓稠］如稀糖时，［滤］去药渣。待温度适宜时，空腹饮药汁一升，蛔虫很快就被排泄出去。病情特别重者可以再次服药。服药后应一夜不再进食，到第二天清晨再服药。

患痔疮者，常用篇竹叶煮汁，澄清后［取清汁］用来做饭。

又，患湿热黄疸、五痔，捣烂篇竹取汁，一次服一升，病重者再次服用。

丹石药毒性发作，［热毒］上冲眼睛，目赤肿痛：可取根一把，洗净，加入少量水，捣烂出汁后，［用布包住药渣］，绞取药汁服用。假如有局部发热肿胀处，可将根茎捣烂外敷患部。

甘　蕉[1]

主黄疸。子，生食大寒。主渴，润肺，发冷病。蒸熟暴之令口开，舂取人食之[2]。性寒，通血脉，填骨髓。

【注释】

〔1〕甘蕉：常供食用的蕉类植物有芭蕉科植物甘蕉 *Musa paradisiaca* L. var. *sapientum*（L.）O.Ktze.，其果实即香蕉。同属植物芭蕉 *M. basjoo* Sieb. et Zucc.的种子亦供药用。香蕉性寒味甘，可清热解毒，润肠通便。

〔2〕舂：原误作"春"，形近致误，今正。

【译文】

甘蕉主治黄疸。果实生吃，性大寒。可以止渴，润肺，引发［旧有的］冷病。［种子］蒸熟后曝晒，令种皮裂开口子，然后再舂取种仁食用。［种仁］性寒，可以使血脉流通，骨髓充实。

蛇　莓[1]

主胸、胃热气，有蛇残不得食。
主孩子口噤[2]，以汁灌口中，死亦再活。

【注释】

〔1〕蛇莓（méi）：今作"蛇莓"，为蔷薇科植物蛇莓 *Duchesnea indica*

（Andr.）Focke果实，可作果品。新鲜全草捣汁以供药用，有清热、凉血、消肿解毒之功。

〔2〕口噤：牙关紧闭或闭口不言，为多种疾病（如疫毒痢、湿温、破伤风、中风等）发展到后期的危重症状之一。

【译文】

蛇莓可消除胸、胃中的热气。［该植物］如果被蛇咬残过，不能再吃。

治孩子口噤，以蛇莓汁液灌进口中，就是濒死状态也能救得活。

苦芙[1]

微寒。生食治漆疮[2]。五月五日采，暴干作灰，傅面目、通身漆疮。不堪多食尔。

【注释】

〔1〕苦芙（ǎo）：为菊科植物乳苣 *Mulgedium tataricum*（L.）DC.的全草。清明时节民间常采其嫩苗食用，嫩茎也可生吃。有清热、凉血、解毒之功。

〔2〕漆疮：中医病名。即西医所说生漆过敏症。生性畏漆的人感受漆气后，暴露的皮肤突然红肿、焮热发痒，起小丘疹及水泡。重者可遍及全身，并引起发烧、怕冷等全身症状。

【译文】

苦芙性微寒。生吃可治漆疮。五月五日采［全草］，晒干后［烧］灰，用来外敷颜面部、眼部或全身发作的漆疮。［平时］不可过多进食。

槐实[1]

主邪气，产难，绝伤。

春初嫩叶亦可食，主瘾疹[2]，牙齿诸风疼。

【注释】

〔1〕槐实：为豆科植物槐*Sophora japonica* L.的果实。古人常采其种子服食，或以嫩果实做汤代茶。性寒味苦，可清肝泄热，凉血止血。嫩叶亦可作菜蔬。

〔2〕瘾疹：中医病名，或作隐疹、瘩瘟，即"荨麻疹"。常见皮肤突然出现大小不一的瘙痒性风块，可融合成块，时消时发，消退后不留任何痕迹。

【译文】

槐实主治各种邪气［引起的病症］、难产、骨折筋伤。

春初［槐树的］嫩叶也可食用，主治瘾疹，风邪侵犯牙体引起的牙齿疼痛。

枸　杞[1]

寒。无毒。叶及子，并坚筋能老，除风，补益筋骨，能益人，去虚劳。

根，主去骨热，消渴[2]。

叶和羊肉作羹，尤善益人。代茶法：煮汁饮之，益阳事[3]。

能去眼中风痒赤膜，捣叶汁点之良。

又，取洗去泥，和面拌作饮，煮熟吞之，去肾气尤良[4]。又益精气。

【注释】

〔1〕枸杞：为茄科植物枸杞*Lycium chinese* Mill.或宁夏枸杞*L. barbarum* L.。果实（枸杞子）为滋肝补肾明目的常用中药。其汁熬成膏煎，常食甚能补益人。叶片嫩时可用来做羹或充蔬，或用来代茶饮，俗呼为"甜菜"。根皮（地骨皮）可清热凉血，退骨蒸劳热。

〔2〕消渴：中医病名。症见口渴，易饥，尿多，消瘦。根据症状不同，又可分为上中下三消。包括糖尿病、尿崩症等病。急性热病中口渴多饮，也或

称之为消渴。

〔3〕阳事：指男子性功能或性生活。

〔4〕又，取……尤良：本条原缺药用部位。《药性论》有近似方："又根皮细剉，面拌熟煮，吞之，主治肾家风气良。"译文据此补入药用部分、加工方法及补正其主治病症。

【译文】

枸杞性寒。无毒。枸杞叶及果实，均可强壮筋骨，延缓衰老，驱除风邪，补益筋骨，对人有补养作用，消除虚劳。

枸杞根，可以清除骨蒸劳热，治疗消渴。

枸杞叶和羊肉作成羹，尤其善于补益人体。代茶法：煮枸杞叶饮其汁液，对男子阳事有益。

可以去除眼中的风痒赤膜，捣枸杞叶取汁点眼，效好。

又，取〔根皮〕洗去泥，〔切细，〕和面粉一起拌和，做成汤饮，煮熟后吞服，对去除肾中〔风〕气最佳。又能补益精气。

榆 荚[1]

平。右疗小儿痫疾[2]，小便不利。

又方[3]，患石淋[4]、茎又暴赤肿者，榆皮三两，熟捣，和三年米醋滓封茎上，日六七遍易。

又方，治女人石痈[5]、妒乳肿[6]。

案经：宜服丹石人。取叶煮食，时服一顿亦好。高昌人多捣白皮为末[7]，和菹菜食之甚美。消食，利关节[8]。

又，其子可作酱，食之甚香。然稍辛辣，能助肺气。杀诸虫，下〔气，令人能食。又〕心腹间恶气，内消之。陈滓者久服尤良[9]。

又，涂诸疮癣妙[10]。

又，卒冷气心痛，食之差。

【注释】

〔1〕榆荚：为榆科植物榆树 *Ulmus pumila* L.的果实。种子称作榆仁。嫩荚仁可作羹食。榆仁、面粉等制成的榆仁酱，历史悠久。榆白皮捣作粉末，可用以充饥。榆树叶暴干为末，可拌菜食用。功效见正文。

〔2〕痫疾：中医病名。或称为"癫痫"。旧有十岁以上为癫，十岁以下为痫之说，故多称小儿痫疾。症见患者突然失神，面色泛白，双目凝视，旋即恢复常态。重者突然昏倒，口吐白沫，四肢抽搐，声如羊叫，故俗名"羊痫风"。一般片刻即能苏醒，症状亦消失，但反复发作。

〔3〕又方：此据卷子。本条《证类本草》引作"生榆皮，利小便，主石淋"。《嘉祐本草》引作"生皮主暴患赤肿，以皮三两，捣和三年醋滓封之，日六七易"。

〔4〕石淋：淋症之一。症见腰侧部酸痛或绞痛，痛连小腹及阴部，排尿频急不畅，有时尿中杂有砂石，或有血尿。相当于泌尿系结石。

〔5〕石痈：中医病名。初起肿块稍硬，不红，头不甚尖，微痛热；热渐消退后，肿块坚硬如石，有根。

〔6〕妒乳肿：中医病名。即乳痈。初起乳房出现硬结，胀痛，排汁不畅，或见恶寒发热。继而肿块增大，红肿剧痛，发热不退，乳内成脓。类似今急性乳腺炎。

〔7〕高昌：古地名。在今新疆吐鲁番一带。　　白皮：即将树皮或根皮去外层粗皮后的韧皮部（白色内皮）。

〔8〕"案经"段：此据卷子。《嘉祐本草》引作"服丹石人采叶生服一两顿佳"。《证类本草》补引："又取叶煮之，时复食一顿，尤良。高昌人多捣白皮为末，和菜菹食之甚美，令人能食。仙家长服，服丹石人亦食之，取利关节故也。"

〔9〕又，其子……尤良：此据卷子本。《嘉祐本草》引作"子作酱食，能助肺，杀诸虫，下气，令人能食。消心腹间恶气"。《证类本草》引作"又榆人可作酱食之，亦甚香美。有少辛味，能助肺气，杀诸虫。下气，令人能食。又，心腹间恶气，内消之，尘者尤良"。此补卷子本脱文"气，令人能食。又"六字。

〔10〕原文未说明药用部分，今根据行文顺序定作"榆仁酱"。按榆白皮也有治疮癣的作用，但榆仁酱治疮癣也并非不可。古人利用含有微生物的发酵物来杀菌的例子很多，榆仁酱治疮癣恐即其中之一。

【译文】

榆荚性平。治小儿痫疾，小便不利。

又，患石淋，阴茎又突然红肿者：取榆树皮三两，捣烂，和存放三年的米醋渣滓一起，覆盖在阴茎上，每天换六七遍。

又，可以治疗妇女石痈，妒乳肿。

谨按：适用于服食丹石药的人。取榆树叶煮食，不时地吃上一顿也很好。高昌人经常将榆白皮捣成粉末，和酸菜一起进食，味道很好。能消化积食，通利关节。

又，榆仁可用来制成酱，吃起来很香，但略有些辛辣。能有利于［通调］肺气，驱杀各种［寄生］虫，使胃气顺调，令人增进食欲。又能使心腹之间的不良之气在体内消除掉。经常服食［榆仁酱］的陈年渣滓尤其好。

又，［用榆仁酱］涂敷各种疥癣甚妙。

又，突然发生胃中冷痛，进食［榆仁酱］后可治愈。

酸 枣 [1]

平。主寒热结气 [2]，安五藏，疗不能眠。

【注释】

〔1〕酸枣：为鼠李科植物酸枣 *Ziziphus jujuba* Mill. var. *spinosa* (Bunge) Hu ex H. F. Chow 的种仁。有养肝宁心，敛汗生津之效。现代研究认为，本品无论生用或炒熟用，都有镇静催眠的作用。酸枣果实酸滑，可作果品食用。

〔2〕主：原文未指明病位。据《神农本草经》载"（酸枣）主心腹寒热邪结气聚"，译文补上"心腹之间"四字。

【译文】

酸枣性平。主治［心腹之间］寒热邪气郁结，使五脏安定，治疗失眠。

木　耳 [1]

寒。无毒。利五藏，宣肠胃气拥、毒气，不可多食。惟益服丹石人。热发，和葱豉作羹。

【注释】

〔1〕木耳：为木耳科植物木耳 *Auricularia auricula*（L. ex Hook.）Underw. 的子实体。乃常食的蔬中佳品，营养丰富。中医谓其可补气耐饥，凉血止血。

【译文】

木耳性寒。无毒。通利五脏，宣散肠胃之间的壅塞之气或毒气。不可多食，只对服食丹石药的人有益。[丹石药引起]热毒发作，[取木耳]和葱、豆豉一起做成羹[食用]。

桑 [1]

桑椹：性微寒。食之补五藏，耳目聪明，利关节，和经脉，通血气，益精神。

桑根白皮：煮汁饮，利五藏。　又入散用，下一切风气水气。

桑叶：炙，煎饮之止渴，一如茶法。

桑皮：煮汁可染褐色，久不落。

柴：烧灰淋汁，入炼五金家用。

【注释】

〔1〕桑：为桑科植物桑 *Morus alba* L.。果穗（桑椹）可以生吃或酿酒，酸甜可口。能补肝益肾，黑发明目。此外，桑叶、桑根白皮（去外层栓皮及白色韧皮部）、桑皮（树干皮去外层粗皮）、桑柴（桑枝或其他木质部分）都可入药。

【译文】

桑椹性微寒。食用桑椹可补五藏，使耳聪目明，关节灵便，经脉调和。能通调血气，补益精神。

桑根白皮煮汁饮用，对五藏有益。又可以将它研成粉末服用，排除一切风气水气。

桑叶炒炙后，煎水饮用可止渴，［用法］像烹茶、饮茶法一样。

桑皮煮汁可以染褐色，其色能长时间不消褪。

桑柴烧成灰后用水淋过，［滤过的］汁液可供炼金的术士们使用。

竹[1]

淡竹上，甘竹次。主咳逆，消渴，痰饮[2]，喉痹[3]，鬼疰恶气[4]。杀小虫，除烦热。

苦竹叶：主口疮，目热，喑哑。

苦竹筎：主下热壅。

苦竹根：细剉一斤，水五升，煮取汁一升，分三服。大下心肺五藏热毒气。

笋：寒。主逆气，除烦热，又动气，能发冷癥[5]，不可多食。越有芦及箭笋，新者稍可食，陈者不可食。其淡竹及中母笋虽美，然发背闷脚气。苦笋不发痰。

竹笋不可共鲫鱼食之，使笋不消成癥病，不能行步。

慈竹：夏月逢雨，滴汁著地，生蓐似鹿角，色白[6]。取洗之，和姜酱食之，主一切赤白痢。极验。

慈竹沥：疗热风，和食饮服之良。

淡竹沥：大寒。主中风大热，烦闷劳复。

淡竹筎：主噎膈[7]，鼻衄。

竹实：通神明，轻身益气。

篁、淡、苦、甘外，余皆不堪，不宜人。

【注释】

〔1〕竹：竹有多种，供药用的主要有禾本科植物淡竹 *Phyllostachys nigra*（Lodd.）Munro var. *henonis*（Mitf.）Stapf ex Rendle，苦竹 *pleioblastus amarus*（Keng）Keng f.，慈竹 *Sinocalamus affinis*（Rendle）McClure 等。竹叶、竹茹（茎秆去外皮后刮下的中间层）、竹沥（茎秆经烤灼后流出的液汁）、竹实（颖果）、竹笋（幼苗）、竹根（根茎）都可作药用。笋为南方多食的一种菜蔬，以毛竹 *Phyllostachys pubescens* Mazel ex H.de Lehaie 的笋较常见。过多食用难消化，食后有嘈杂感，故需与肉类一起烹调，香美爽口。功效见正文。

〔2〕痰饮：中医病名。一般指体内水液转输不利，停积在体腔、四肢等处的一类病症。也特指饮邪留于肠胃，症见形体逐渐消瘦，饮食减少，肠鸣便稀；或见心悸气短、呕吐涎沫等症。

〔3〕喉痹：中医病名。又称"喉闭"。为咽喉肿痛的统称，多见咽喉红肿、吞咽不顺、声音低哑、恶寒发热等症。

〔4〕鬼疰恶气：一般指具有传染性和病程迁延不愈的慢性病，如劳瘵（结核病之类）。早期古人对此类病认识不足，心存恐惧，故以鬼疰命名，认为是一种"恶气"（很厉害的致病邪气）引起的。

〔5〕冷癥：癥即腹中结硬块、痛有定处的一种病。若其症状属于冷性，则称之为冷癥，如可兼见患部有发冷感，服用热性药或食物后症状减轻，反之进食寒凉物则加重病情，四肢不温，形寒怕冷，小便清长，口不渴等。

〔6〕生蓐似鹿角，色白：《大观本草》引作"生物似鹿角菜，名竹蓐"，鹿角与鹿角菜形状相差太大。但无疑均某种菌类植物。

〔7〕噎膈：中医病证名。症见胃中饥饿，但食物噎塞、阻隔于咽和胸膈之间；或食物不曾入胃即有痰涎挟食还出。今食道癌等病症可见此证。

【译文】

淡竹最好，甘竹稍次。主治咳嗽气逆，消渴，痰饮，喉痹，鬼疰恶气。杀小虫，消除烦热。

苦竹叶能疗口疮，可清目热，治声音嘶哑、或不能发音。

苦竹茹可消除热气壅积。

苦竹根取一斤细切，加水五升，煮过后取汁液一升，分三次服，可以排出心肺、五脏间的热毒之气。

笋性寒。治疗气上逆，消除烦热。容易动气，能引发冷癥，不可多食。越地（浙江一带）有芦笋和箭笋，新鲜时还可以进食，放置久了则不可吃。淡竹笋和中母笋虽然味道很好，但可以引发背部闷痛、脚气等疾病。苦笋不会引发痰饮。

竹笋不可以和鲫鱼一起进食。［如果二者同时食用］，会使竹笋难于消化而成为腹中的结块，令人不能行走。

慈竹夏月遇雨，慈竹上的汁液滴在地上，萌生新苗，形状像鹿角一样；色白，［称为"竹蓐"］。取竹蓐洗净，和姜、酱一起食用，主治各种赤白痢，极有效验。

慈竹沥可驱除热风，和食物、米饮一起服用效果好。

淡竹沥性大寒。主治中风，大热，心烦胸闷，过分劳累即复发等病症。

淡竹茹治噎膈，鼻出血。

竹实可以通神明，使身体轻快，元气充足。

除箽竹、淡竹、苦竹、甘竹以外，其余竹类都不能食，对人体没有益处。

吴 茱 萸 (1)

温。右主治心痛，下气，除咳逆 (2)，去藏中冷。能温脾气消食 (3)。

又方，生树皮，上牙疼痛痒等，［酒煎含之］立止 (4)。

又，［患风瘙痒痛者］(5)，取茱萸一升，清酒五升，二味和煮，取半升去滓，以汁微暖洗。

如中风贼风 (6)，口偏不能语者，取茱萸一升，［美豉三升］(7)，美清酒四升 (8)，和煮四五沸，冷服之半升，日三服 (9)，得小汗为差。

案经：杀鬼毒尤良 (10)。

又方，夫人冲冷风欲行房，阴缩不怒者，可取二七粒，［嚼］之良久 (11)，咽下津液。并用唾涂玉茎头即怒。

又，闭目者名榝子 (12)，不宜食。

又方，食鱼骨在腹中，痛，煮汁一盏，服之即止，［其骨软出］(13)。

又，鱼骨刺在肉中不出，及蛇骨者，［捣吴茱萸］以封其上[14]，骨即烂出。

又，奔豚气冲心[15]，兼脚气上者[16]，可和生姜汁饮之，甚良。

微温，主痢，止泻，厚肠胃。肥健人不宜多食。

【注释】

〔1〕吴茱萸：此据卷子本，与《嘉祐本草》引文多合。另《证类本草》"食茱萸"条引"食疗云"，内容与此相近，但方序、药味、剂量等有所差异，姑附于此："食茱萸，温。主心腹冷气痛，中恶，除咳逆，去藏腑冷，能温中，甚良。又，齿痛，酒煎含之。又，杀鬼毒。中贼风，口偏不语者，取子一升，美豉三升，以好酒五升，和煮四五沸，冷服半升，日三四服，得汗便差。又，皮肉痒痛，酒二升，水五升，茱萸子半升，煎取三升，去滓微暖洗之立止。又，鱼骨在腹中刺痛，煎汁一盏服之，其骨软出。又，脚气冲心，和生姜煎汁饮之。又，鱼骨刺入肉不出者，捣封之。其骨自烂而出。又，闭目者名榝子，不堪食。"吴茱萸为芸香科植物吴茱萸 *Evodia rutaecarpa*（Juss.）Benth.的未成熟果实。为常用中药，性温、味辛苦，有小毒。能温中和胃，止痛散寒湿，理气，助阳。口服不宜过量，宜由小量开始，否则易引起眩晕胸闷。文中提到的榝子，李时珍认为即食茱萸，果实亦可供食用。今或考食茱萸（榝子）即芸香科臭檀吴萸 *Evodia daniellii*（Benn.）Hemsl.。

〔2〕咳：《嘉祐本草》作"呕"。

〔3〕脾气：指脾的功能，包括运化水谷精微和水湿、统摄血液等。脾气宜升宜温，吴茱萸性温芳香，有益于脾气健旺。

〔4〕酒煎含之：原缺用法，据《证类本草》引"食茱萸"文补译。

〔5〕患风瘙痒痛者：本条卷子本原缺主治，《嘉祐本草》引作："又患风瘙痒痛者，取茱萸一升，清酒五升，和煮，取一升半去滓，以汁暖洗。"据此补入"患风瘙痒痛者"。

〔6〕风：《嘉祐本草》无。《证类本草》引"食茱萸"亦无。

〔7〕美豉三升：据《证类本草》引"食茱萸"文补译，兼参《千金方·食治》同类条文。

〔8〕四：《嘉祐本草》引作"一"。

〔9〕三：卷子本作二。参《千金方·食治》，当作三。

〔10〕案经：杀鬼毒尤良：《嘉祐本草》作"谨按：杀鬼疰气"。参"竹"条注〔4〕"鬼疰恶气"。

〔11〕嚼：卷子本原脱，据文义拟补。

〔12〕闭目：《嘉祐本草》引作"开目"。按卷子本、《证类本草》"食茱萸"

引文及《千金方·食治》均作"闭目"，故以"闭目"为正。

〔13〕其骨软出：原无，据《证类本草》引"食茱萸"文补译。

〔14〕捣吴茱萸：卷子本原脱药物加工及使用法。《医心方》有"捣吴茱萸封上"，《证类本草》引"食茱萸"条作"捣封之"，《嘉祐本草》作"嚼封之"，故补入"捣吴茱萸"四字。

〔15〕奔豚气：中医病名。症见有气从少腹上冲胸脘、咽喉，发作时欲死，后又有停歇，或有腹痛等兼症。多由肾脏阴寒之气上逆或肝经气火冲逆引起。

〔16〕奔豚……上者：《嘉祐本草》作"脚气冲心"。脚气冲心，即脚气病危症，症见呼吸急促、心悸烦躁、胸满呕吐、神志恍惚。

【译文】

吴茱萸性温。主治心口痛，使逆气下降，消除咳嗽呕逆，驱除脏腑中的冷气。能温运脾气，消化食物。

又，生〔吴茱萸〕树皮：治牙齿疼痛作痒，〔取皮酒煎煮，口含汁液，〕牙疼立止。

又，皮肤起风疹，瘙痒疼痛，可用吴茱萸一升，米酒五升，二物共煮。取汁半升，滤去渣滓，微微加热，擦洗患处。

如果中邪风、口歪不能说话，可取茱萸子一升，〔好豆豉三升，〕好米酒四升，共煮，经四五滚后，放冷，一次饮半升，一日三次。〔服后遍身〕有轻微汗出，就可治愈。

谨按：驱杀鬼毒尤其好。

又，有人冲着冷风打算行房事，引起阴茎萎缩、不能勃起时，可取吴茱萸十余粒，〔口中嚼上〕一段时间，然后咽下唾液，并用唾液涂在阴茎头上，〔阴茎〕会立即勃起。

又，果实外壳不裂开的叫做"榄子"，不宜食用。

又，吃鱼时鱼骨吞进腹中，引起腹痛，煮吴茱萸汁一盏，服用后痛即止。〔鱼骨会软化并被排出体外。〕

又，鱼骨刺或蛇骨陷在肉中无法拔出，〔捣烂吴茱萸，〕封在创口上，骨刺就会坏烂而被排出肉外。

又，奔豚气上冲心，以及脚气冲心，可取吴茱萸和生姜汁一起饮用，甚好。

吴茱萸性微温。主治痢疾，止腹泻，使肠胃功能健旺。肥胖健康的人不宜多食。

槟　榔⁽¹⁾

多食发热。南人生食。闽中名橄榄子。所来北者，煮熟、熏干将来。

【注释】

〔1〕槟榔：为棕榈科植物槟榔 *Areca catechu* L. 的种子。生吃、炒用均可。性温，能杀虫，破积，下气，行水。所含槟榔碱可使唾液分泌增加，增加肠蠕动，驱除肠寄生虫（绦虫、蛔虫等）。平时嚼食槟榔，可使味觉减退，食欲增进，牙齿易松动，很少腹泻或咽痛，可能与所含大量鞣质有关。

【译文】

槟榔多吃了使人觉得发热。南方人生吃槟榔。闽中（今福建）叫它作"橄榄子"。北方的槟榔，都是［从南方］煮熟、熏干后运来的。

栀　子⁽¹⁾

主喑哑，紫癜风⁽²⁾，黄疸，积热心躁。

又方，治下鲜血，栀子人烧成灰，水和一钱匕服之⁽³⁾，量其大小多少服之。

【注释】

〔1〕栀子：为茜草科植物山栀 *Gardenia jasminoides* Ellis. 的果实。其花含苞未放时可采作菜，炒食。栀子性寒味苦，有清热、泻火，凉血止血之效。泻火生用，止血炒黑用。

〔2〕紫癜风：即紫白癜风，俗称"汗斑"。常发于胸、背、颈项等处，初起皮肤出现紫色或白色的斑点，继则蔓延成片，甚至遍及全身，微痒，抓之稍有白屑，夏重冬轻。具有传染性。与今花斑癣相类似。

〔3〕钱匕（bǐ）：量器。用汉代五铢钱抄取药末，以不散落为度，叫一钱匕（约相当于2克多一点）。

【译文】

主治声音嘶哑或难以发音，紫癜风，黄疸，心中热邪蕴积而烦躁。

又，治泻下鲜血：将栀子仁烧成灰，用水调和栀子仁灰一钱匕，服用时根据［病人的年龄］大小及［下血的］多少决定服用量。

芜 荑〔1〕

平。右主治五内邪气，散皮肤支节间风气〔2〕。能化食，去三虫〔3〕，逐寸白，散腹中冷气〔4〕。

又，患热疮，捣为末，和猪脂涂，差。

又方，和白沙蜜治湿癣〔5〕。

又方，和马酪治干癣，和沙牛酪疗一切疮〔6〕。

案经：作酱食之，甚香美。其功尤胜于榆人，唯陈久者更良。可少吃，多食发热〔7〕、心痛，为其味辛之故。秋天食之［尤］宜人。长吃治五种痔病。［诸病不生］〔8〕。

又，杀肠恶虫〔9〕。

【注释】

〔1〕芜荑：为榆科植物大果榆 *Ulmus macrocarpa* Hance 果实的加工品。将榆荚去膜翅，取种子水浸发酵，加入榆树皮粉、红土、菊花粉混合成糊，切块晒干。也常用来造酱。性温，为常用杀虫消积药。今人多因其气嗅难闻而稀用。

〔2〕主治……风气：《嘉祐本草》引作"主五藏皮肤肢节邪气"。

〔3〕三虫：《诸病源候论》作长虫（蛔虫）、赤虫（姜片虫）、蛲虫。

〔4〕冷气：《证类本草》引作"气痛"。

〔5〕白沙蜜：据《圣济总录》"雄黄膏"治一切癣，用到"沙糖色白者"，可见白沙蜜即浅色的沙糖（非现今精制白砂糖）。

〔6〕疮：卷子本原作"痊"。

〔7〕多食发热：《嘉祐本草》作"伤多发热"。

〔8〕秋天……不生：本句括号中文卷子本原脱，据《嘉祐本草》补。

〔9〕杀肠恶虫：《证类本草》作"杀中恶虫毒"。

【译文】

　　芜荑性平。主治五脏的邪气，消散皮肤和肢体关节间的风气。能消化食物，驱除三虫，排逐寸白虫，消散腹中的冷气。

　　又，患热疮，将芜荑捣为末，调和猪油外涂疮面，可获愈。

　　又，芜荑末拌和白沙蜜治疗湿癣。

　　又，芜荑末拌和马奶酪治疗干癣，拌和沙牛酪治疗一切疮肿。

　　谨按：芜荑制成酱食用，非常香美，它的作用更胜过榆仁酱。只有放置很长时间的陈酱才更好。食用时宜少，多吃了会令人感到发热、胃痛，这是因为它具有辛辣味的缘故。秋天食用对人更有益。经常进食可以治疗五种痔疮，使许多疾病不会发生。

　　又，芜荑可以杀死肠中的恶虫。

茗〔1〕

　　茗叶：利大肠，去热解痰。煮取汁，用煮粥良。

　　又，茶主下气，除好睡，消宿食，当日成者良。蒸、捣经宿，用陈故者，即动风发气。市人有用槐、柳初生嫩芽叶杂之。

【注释】

　　〔1〕茗：即茶叶，为山茶科植物茶*Camellia sinensis* O. Ktze.的芽叶。为我国日常最多用的饮料之一。唐代饮茶多采用烹煮茶叶的方法。茶叶含咖啡碱、茶碱、鞣质、挥发油等，有兴奋大脑和心脏的作用，还可利尿、抑菌、收敛及增强毛细血管抵抗力等效果。中医认为茶可清利头目，除烦渴，化痰消食，利尿解毒，甚有益于人。但过量饮用或空腹饮浓茶，亦损人。

【译文】

茗（茶）叶清利大肠，清热化痰。煮取茶叶汁，用它来煮粥喝，效果很好。

又，茶可以下气，使人不至于贪睡，消化隔夜未化的食物。饮茶以当天煮成的茶为好。茶叶经蒸过、捣烂后放上一夜，或饮用［浸泡后］久置陈旧的茶，都可能引动风气。市面上有的茶商或用槐树、柳树初生的嫩芽叶掺杂在茶叶中。

蜀椒、秦椒⁽¹⁾

温。粒大者，主上气咳嗽，久风湿痹。

又，患齿痛⁽²⁾，醋煎含之。

又，伤损成疮中风，以面裹作馄饨，灰中炮之，使熟断开口，封其疮上，冷，易热者，三五度易之⁽³⁾。亦治伤损成弓风。

又去久患口疮，去闭口者，以水洗之，以面拌煮作粥，空心吞之三、五匙，以饭压之。重者可再服，以差为度。

又，秦椒⁽⁴⁾：温，辛，有毒。主风邪腹痛，寒痹⁽⁵⁾。温中，去齿痛，坚齿发，明目，止呕逆，灭瘢，生毛发，出汗，下气，通神，去老血⁽⁶⁾，利五藏。治生产后诸疾，下乳汁。久服令人气喘促。十月勿食，及闭口者大忌，子细黑者是。秦椒白色也。

除客热，不可久食，钝人性灵。

【注释】

〔1〕蜀椒、秦椒：此二名《本经》分别立条。《嘉祐本草》在"秦椒"下、《证类本草》在"蜀椒"下所引文多同。《嘉祐本草》语多简略，今正文以《证类本草》为主校合。蜀椒、秦椒，其原植物均为芸香科植物花椒 *Zanthoxylum bungeanum* Maxim. 及香椒子 *Z. schinifolium* Sieb. et Zucc.（药材"青花椒"）等的果皮。古代据产地不同而有蜀椒、秦椒之分。《证类本草》蜀椒、秦椒分别立条，均引有《食疗本草》佚文，二者实出一源。花椒为常用调料，性温味辛，有温中散寒、除湿止痛、杀虫之效。

〔2〕患：《嘉祐本草》作"若"。

〔3〕又……易之：本条《嘉祐本草》引作："又损疮中风者，以面作馄饨，灰中烧之，使热断，使口开，封其疮上，冷即易之。"

〔4〕秦椒：《证类本草》无"秦"字。考此下功效，皆属秦椒，当以《嘉祐本草》所引为是。

〔5〕寒痹：《证类本草》原作"痹寒"。《本经》作"寒痹"，今乙转。寒痹乃中医病名。痹指风寒湿邪侵袭肢体经络而导致的肢节疼痛、麻木、屈伸不利之类的病证。寒痹为寒邪较重的痹证，症见关节疼痛剧烈，遇寒更甚，得热减轻。包括风湿性关节炎、类风湿性关节炎及痛风等症。

〔6〕去老血：《证类本草》原作"去老，益血"。考《嘉祐本草》作"去血"，《别录》作"去老血"，故"益"字当衍。

【译文】

蜀椒、秦椒即今花椒，性温。颗粒大的花椒，治咳嗽上气及迁延日久的风湿痹痛。

又，牙齿疼痛，可用醋煎花椒，取汁口含。

又，因外伤损害形成疮面，又感受风邪，可用面粉裹花椒，做成馄饨，[在热的炉膛]灰中烧烤，使馄饨烤熟，并使它断裂开口，再封在疮面上。[馄饨]冷却后再换热的，可连续换上三五次。此方也用治因伤损而造成的破伤风。

又，治疗口疮长久不愈：将花椒外壳未裂开口的挑拣掉，[其余的]用水洗一遍，和面粉拌煮成粥。空腹吞食三五汤匙，然后吃饭压一压药气。病重者可以再次服用，直到病好为止。

又，秦椒（秦地所产花椒）性温，味辛，有毒。主治风邪引起腹痛，寒痹。可温养中焦，消除牙痛，使牙齿坚固，头发不易脱落，明目，止呕逆，去皮肤瘢痕，促使毛发生长。能发汗、下气、通神明，排除久积的瘀血，有利于五脏。可治疗产妇分娩后的各种疾病，增进乳汁分泌。长期服用令人呼吸急促或气喘。十月不宜吃花椒。花椒外壳不裂开者，特别要忌用。种子细小而色黑者是蜀椒，秦椒的种子是白色的。

花椒又能消除[人体感受的]外界热邪。不可长期食用，否则使人性情愚钝，缺乏灵性。

蔓　椒[1]

主贼风挛急。

【注释】

〔1〕蔓椒：为芸香科植物两面针 *Zanthoxylum nitidum*（Roxb.）DC.的根或茎叶，古人采以酿酒。性温，味辛苦，有小毒。可祛风通络，消肿止痛。常用治风湿痹痛，筋脉挛急。

【译文】

蔓椒治感风邪而引起［的手足］拘急挛缩。

椿[1]

温。动风，熏十二经脉、五藏六腑。多食令人神不清[2]，血气微。

又，女子血崩及产后血不止，月信来多，可取东引细根一大握洗之，以水一大升煮，分再服便断。亦止赤带下[3]。

又，椿俗名猪椿。疗小儿疳痢[4]，可多煮汁后灌之。

又，取白皮一握，仓粳米五十粒，葱白一握，甘草三寸炙，豉两合[5]，以水一升，煮取半升，顿服之。小儿以意服之。枝叶与皮功用皆同。

【注释】

〔1〕椿（chūn）：古本草椿、樗常同条。此据《嘉祐本草》所引。文中"猪椿"，乃樗的别称，故恐夹有下条"樗"的内容，参下条。椿，为楝科植物香椿 *Toona sinensis*（A. Jnss.）Roem. 嫩芽叶（椿芽）炒食，甚香美。茎或根皮去外层粗皮后名椿白皮或椿根白皮，性微寒，能泻热燥湿。常用治疳积，驱蛔。

〔2〕不清:《政和本草》引作"昏"。

〔3〕赤带:中医病名。症见阴道流出色红似血非血的黏液,淋漓不断。长期不愈的赤带,当防癌变。

〔4〕疳痢:中医病名。指疳积患儿合并痢疾。患疳积的小儿多见形体干瘦、面黄毛枯、腹大露筋、精神萎靡,包括今所谓营养不良、慢性消化不良、多种寄生虫病及结核病等。合并痢疾后可见腹痛,里急后重,拉黏液及脓血便等症。

〔5〕合(gě):容量单位,市制十合为一升。

【译文】

椿性温。可引动体内风气。[它的气味]可熏灼十二经脉、五脏六腑。多吃可使人神志不太清爽,并使气血衰微。

又,女子血崩(阴道大量出血)及产后出血不止,月经量多,可取向东生长的椿树细根一大把,洗净,加水一大升同煮,分两次饮服,就可以中止出血。也可用来止妇女赤带。

又,椿的俗名叫"猪椿"。可以治疗小儿疳痢,多煮些椿根皮汁,然后灌给小孩吃。

又,取椿根白皮一把,仓贮较久的粳米五十粒,葱白一把,炙甘草三寸,豆豉两合,加水一升,煎煮后取半升汁液,一次服完。小儿根据具体情况决定服药的量。椿树的枝、叶和椿白皮的功用都相同。

樗[1]

主疳痢,杀蛔虫。又名臭椿[2]。若和猪肉、热面频食,则中满,盖壅经脉也。

【注释】

〔1〕樗(chū):《证类本草》未引此名。考宋《本草图经》:"樗根煮汁主下血及小儿疳痢";又臭椿即樗的别名,故以此名立条。樗,为苦木科植物臭椿Ailanthus altissima(Mill.)Swingle,与香椿为不同科的植物。但历代药书常将此二物合并讨论,功效多同,可互相参见。樗树叶气臭,人多不食。

〔2〕樗：《政和本草》作"楮"。

【译文】

樗主治小儿疳痢，杀蛔虫。又名"臭椿"。假如和猪肉、热面频频进食，就会引起胸腹满闷，这是因为［过量食用后容易引动体内风气］壅塞经脉的缘故。

郁李仁⁽¹⁾

气结者，酒服人四十九粒，更泻，尤良。
又，破癖气⁽²⁾，能下四肢水。

【注释】

〔1〕郁李仁：为蔷薇科植物郁李 *Prunus japonica* Thunb. 及同属多种近缘植物的种仁。果实甘酸，可食。郁李仁富含脂肪油，苦杏苷等。可通便，利尿。

〔2〕癖气：指水液癖积于两胁，有时疼痛。三焦、肠胃不能正常运化水液，水液停滞不散，又遇寒气，聚而成"癖"。

【译文】

［腹中］气结，用酒送服郁李仁四十九粒，引起腹泻，效果尤其好。
又，能攻破癖气，又可排除［肿胀的］四肢中多余的水液。

胡 椒⁽¹⁾

治五藏风冷，冷气心腹痛，吐清水，酒服之佳。亦宜汤服。若冷气，吞三七枚。

【注释】

〔1〕胡椒：为胡椒科植物胡椒 *Piper nigrum* L. 的果实。带外皮者晒干为黑

胡椒，水浸去外皮者为白胡椒，为日常调味品，亦可入药。性热，味辛。可温中下气，消痰解毒。

【译文】

胡椒治五脏感受风冷，冷气引起胃脘及腹痛，口冒清水，用酒送服胡椒，效果很好。也可以用胡椒煎水服。如果［觉腹中有］冷气，可吞食胡椒二十来粒。

橡　实⁽¹⁾

主止痢，不宜多食。

【注释】

〔1〕橡实：为壳斗科植物麻栎 *Quercus acutissima* Carr. 及其同属近缘植物的果实。冬采晒干，去壳斗，磨粉食用。含淀粉、脂肪、鞣质。性温，能涩肠固脱。多食易引起便秘。旧时荒年人或以此充饥。其嫩叶可煎之代茶。

【译文】

橡实可止泻痢，不宜过量食用。

枳　椇⁽¹⁾

多食发蛔虫。昔有南人修舍用此，误有一片落在酒瓮中，其酒化为水味。

【注释】

〔1〕枳椇（zhǐ jǔ）：为鼠李科植物枳椇 *Hovenia dulcis* Thunb. 的带有肉质果柄的果实或种子，又名拐枣。肉质果柄香甜味美，为常食果品。有止渴除烦，去膈上热之效。尤以解酒毒著称，唐代有"以（枳椇）木为屋，中屋酒则味薄"的传说。

【译文】

多食枳椇促使蛔虫躁动。过去有个南方人修房子用枳椇木［作材料］，不小心让一小片枳椇木掉落在酒瓮中，瓮中的酒立刻变得像水的味道一样。

棐（榧）子[1]

平。右主治五种痔，去三虫，杀鬼毒，恶疰。

又，患寸白虫人[2]，日食七颗，经七日满，其虫尽消作水即差[3]。

按经：多食三升、二升佳[4]，不发病。令人消食[5]，助筋骨，安荣卫，补中益气，明目轻身。

【注释】

〔1〕棐（fěi）子：今作"榧子"，又名香榧，为红豆杉科植物榧 *Torrega grandio* Fort. 的种子。炒食，油香味美。性平，味甘。可杀虫消积，多用于治小儿肠寄生虫病。

〔2〕寸白虫：即绦虫。感染本病可见有腹痛腹胀，泄泻或泻出白色节片。古人称寸白虫长寸许，实即绦虫的一个节片。

〔3〕又，患……即差：本条据卷子本。《证类本草》引作"治寸白虫，日食七颗，七日满。其虫皆化为水"。

〔4〕三升、二升：《嘉祐本草》作"一二升"。

〔5〕消食：《嘉祐本草》作"能食消谷"。

【译文】

榧子性平。主治五种痔疮，驱除肠内寄生虫，杀灭［引起某些慢性传染病的］恶毒之气。

又，患寸白虫病的人，每天吃七颗榧子，连续吃七天之后，腹中寸白虫完全化成水，病即痊愈。

谨按：多吃一些榧子有好处，吃个三升两升也不会引起其他疾病。可帮助人消化食物，强壮筋骨，调和营卫，补中益气，明目轻身。

藕⁽¹⁾

寒。右主补中焦，养神，益气力，除百病。久服轻身耐寒，不饥延年。

生食则主治霍乱后虚渴、烦闷、不能食。长服生肌肉，令人心喜悦。

案经：神仙家重之⁽²⁾，功不可说。其子能益气，即神仙之食，不可具说。

凡产后诸忌，生冷物不食，唯藕不同生类也。为能散血之故⁽³⁾。但美即而已，可以代粮。

又，蒸食甚补益［五藏，实］下焦⁽⁴⁾，令肠胃肥厚，益气力。与蜜食相宜，令腹中不生诸虫⁽⁵⁾。［亦可休粮。］⁽⁶⁾仙家有贮石莲子及干藕经千年者，食之不饥，轻身能飞，至妙。世人何可得之。

凡男子食，须蒸熟服之，生吃损血。

【注释】

〔1〕藕：为睡莲科植物莲 *Nelumbo nucifera* Gaertn. 的肥大根茎。含蛋白质、淀粉等成分。为常食蔬菜。嫩藕可作果品。中医认为生藕性寒，可以清热凉血散瘀；熟用性平，能健脾开胃，补血生肌。

〔2〕神仙家：道教中追求长生不老、超脱生死、变幻莫测的术士。服食丹石药品、休粮辟谷是其修炼方法之一。

〔3〕凡产……之故：本条据卷子本。《嘉祐本草》引作："其产后忌生冷物，惟藕不同生冷，为能破血故也。"

〔4〕五藏，实：卷子本原脱，据《嘉祐本草》补。

〔5〕令腹中：《嘉祐本草》引作"令人腹藏肥"。

〔6〕亦可休粮：卷子本原脱，据《嘉祐本草》补。休粮，神仙家养生法之一，亦称辟谷，即通过服食药品、服气等方法达到不进食米谷主食的境地，以此作为追求神仙的重要环节。

【译文】

藕性寒。可以补益中焦脾胃，补养精神，增强气力，消除百病。久服身体轻健，能抗寒冷，不感到饥饿，长寿。

生吃藕主治大吐大泻之后引起的口渴、心中烦闷、不能进食。长期食用可以促进肌肉生长，使人心情愉快。

谨按：神仙家对藕十分重视，[认为它的作用太神奇了，以至于觉得它的]功效不能外传。它的种子（莲子）能补气，也是神仙家的食物，其功效没法一一详述。

妇女产后有各种忌讳，不许吃生冷。只有藕不同于其他的生冷物，因为它能活血散瘀的缘故。只要尝尝藕的滋味就可以了，[不必过量食用]。它还可以作为粮食的代用品。

又，将藕蒸熟后食用，对五藏特别有补益作用，能填补下焦，使胃肠功能健旺，增强气力。适合与蜜一道进食，可以使腹中不产生各种寄生虫。

吃藕也可[作为神仙家们]休粮[的手段]。有的神仙家贮藏石莲子和干藕，据说这些食物有些可能已经历了千年以上，吃了可以使人不感到饥饿，身体轻得可以飞起来，特别的神妙。世上普通人怎么可能得到[千年的石莲子和干藕]呢？凡是男子食用藕，必须将它蒸熟了吃。如果生吃则会有损血液。

莲　子 (1)

寒。右主治五藏不足，伤中气绝，利益十二经脉、廿五络血气。生吃微动气 (2)，蒸熟为上。

又方，[熟]去心，曝干为末，著蜡及蜜，等分为丸服。[日服三十丸]，令[人]不饥。学仙人最为胜 (3)。

若雁腹中者，空腹服之七枚，身轻，能登高涉远。采其雁[食]之，或粪于野田中，经年犹生 (4)。

又，或于山岩石下息 (5)、粪中者，不逢阴雨，数年不坏。

又，诸飞鸟及猿猴，藏之于石室之内，其猿、鸟死后，经数百年者，取得之服，永世不老也 (6)。

其子房及叶皆破血[7]。

又，根停久者，即有紫色。叶亦有褐色，多采食之，令人
能变黑如瑿。

【注释】

〔1〕莲子：即莲的果实和种子。种子（莲肉）可养心益肾，
补脾涩肠。另有石莲子，即莲实在莲蓬中充分老化，外壳黑硬，堕入淤泥后，经久坚黑如石。此外，莲子心、莲蓬、荷叶等均可入药。

〔2〕微：卷子本脱，据《嘉祐本草》补。

〔3〕又方……为胜：本条括号中文卷子本原脱，且误"饥"为"肥"。《嘉祐本草》引作："又，熟去心，为末，蜡蜜和丸，日服三十丸，令人不饥。此方仙家用尔。"据此补括号中文。

〔4〕若雁……犹生：本条据卷子本。《嘉祐本草》引作："又雁腹中者，空腹食十枚，身轻，能登高涉远。雁食粪于田野中，经年尚生。"据此补卷子本所脱"食"字。

〔5〕山岩石下息：《嘉祐本草》作"山岩之中止息"。

〔6〕又……不老也：本条据卷子本。《嘉祐本草》引作"诸鸟、猿猴不食，藏之石室内，有得三百余年者。逢此食，永不老矣"。

〔7〕其子房及叶：《嘉祐本草》作"其房、荷叶"。

【译文】

莲子性寒。主治五脏亏虚，内脏损伤，气息难以接续；有利于十二经脉和二十五络脉的血气。生吃莲子略微有动气的副作用，以蒸熟食用最好。

又，蒸熟后去掉莲子心，晒干，研为粉末，加上等量的蜡和蜂蜜，做成蜜丸服用。一天可服三十丸，令人不觉得饥饿。学习神仙法的人食用它最好。

若大雁肚子里的莲子，空腹服用七粒，就可以身体轻灵，能轻易地登高涉远。采集被大雁吞吃、又随雁粪排到田野里的莲子，［这样的莲子］过好些年也能再次萌芽。

又，［大雁］有时在山岩石下休息，［莲子］被排泄在粪中。只要不遇上阴雨连绵的天气，这样的莲子数年也不会烂坏。

又，各种飞鸟和猿猴，或将莲子藏在山洞里。等这些猿猴、飞鸟死后，经过几百年，还可能有遗留下来的莲子。人们如果能得到

它们，服用后永远也不会衰老。

它的子房莲蓬和荷叶都可以用来破血，[消除瘀血蓄积]。

又，根（藕）放置长时间后，就会呈现紫色。荷叶久置后也会呈现褐色。人们要是经常采藕或荷叶食用，皮肤的颜色就会变得像黑色的琥珀一样黑而润泽。

橘[1]

[穰][2]：止泄痢。食之，下食，开胸膈痰实结气。下气不如皮也。穰不可多食，止气[3]。性虽温，甚能止渴。

皮：主胸中瘕气热逆[4]。

又，干皮一斤，捣为末，蜜为丸。每食前酒下三十丸，治下焦冷气。

又，取陈皮一斤，和杏仁五两，去皮尖熬[5]，加少蜜为丸。每日食前饮下三十丸，下腹藏间虚冷气。脚气冲心，心下结硬，悉主之。

【注释】

〔1〕橘：为芸香科植物福橘 Citrus tangerina Hort. et Tanaka 或朱橘 C. erythrosa Tanaka 等多种橘类的成熟果实。果瓣（橘瓣）可食用。橘皮入药，性温，味苦辛，有顺气健胃、化痰止咳之效。习惯上以长期贮存的橘皮为好，故又称"陈皮"。

〔2〕穰：原未示药用部位，今据本条下文推定。

〔3〕止气：此与前述下气似有矛盾。古本草记载橘瓤"食之多痰"，可供参考。

〔4〕瘕气热逆：此据《医心方》，于义欠通。今据《本经》"瘕热逆气"语译。

〔5〕去皮尖：某些种仁类中药的加工方法。即去掉外层种皮和胚芽。皮尖中并无有毒成分，但去皮尖更有利于药物有效成分煎出。

【译文】

橘瓤可止泄痢。吃了它能促进食物消化，使胸膈畅利，消除痰涎堵塞以及气机滞结。橘瓤下气的作用不如橘子皮。橘瓤不可多吃，否则使脾胃之气停滞。橘虽然性温，但止渴效果却很好。

橘皮：治胸中热邪停积，肺气上逆。

又，橘子干皮一斤，捣成粉末，和蜂蜜一起做成丸剂。每次吃饭之前用酒送服三十丸，可治身体下部的冷气。

又，取陈皮一斤，和已去皮尖的杏仁五两，一同煎熬，加少量蜂蜜做成丸子。每天吃饭前用米汤送服三十丸，可以排除腹中因脾胃虚弱而感受的冷气。［它如］脚气冲心，胃脘部硬块团结，都可以治疗。

柚[1]

味酸，不能食，可以起盘。

【注释】

〔1〕柚：为芸香科植物柚 *Citrus grandis*（L.）Osbeck 的成熟果实。味甘酸，可以食用。能开胃消食，下气祛痰，解酒毒。南方民间或取柚子皮削外层硬皮，水浸漂去苦味后，用作菜蔬，理气健胃效果较好。

【译文】

柚味酸，不能吃，但可以［作为祭品］装在盘子里［上供］。

橙[1]

温。去恶心，胃风[2]：取其皮和盐贮之。

又，瓤：去恶气。和盐蜜细细食之[3]。

【注释】

〔1〕橙：为芸香科植物香橙 *Citrus junos* Tanaka 的成熟果实，为日常水果之一。可以宽胸膈，止呕恶，解酒毒。橙子皮亦可入药。

〔2〕胃风：中医病名。风邪侵犯胃腑（或称"胃家风"），症见颈部多汗，怕风，食饮不下，有堵塞感，经常腹满，受寒则胀，吃冷物则泄泻，形体消瘦而腹大。

〔3〕又，瓤……食之：本条原文用药法简略，译文据《开宝本草》同类条文补缺，以畅文义。

【译文】

橙性温。消除恶心，治疗胃风：取橙子皮和盐一起腌藏［后食用］。

又，橙子瓤可除去［肠胃间的］不良之气。［将瓤瓣洗去酸汁，］切得很细，拌和盐、蜂蜜［一起煎煮成浓汁后］少量慢慢食用。

干　枣[1]

温。主补津液[2]，养脾气，强志。三年陈者核中人：主恶气、卒疰忤[3]。

又，疗耳聋、鼻塞，不闻音声、香臭者，取大枣十五枚，去皮核；蓖麻子三百颗，去皮。二味和捣，绵裹塞耳鼻。日一度易，三十余日闻声及香臭。先治耳，后治鼻，不可并塞之。

又方，巴豆十粒，去壳生用。松脂同捣，绵裹塞耳[4]。

又云，洗心腹邪气，和百药毒。通九窍，补不足气。

生者食之过多[5]，令人腹胀。蒸者食之，补肠胃，肥中益气。第一青州[6]，次蒲州者好[7]。诸处不堪入药。

小儿患秋痢，与虫枣食，良。

枣和桂心、白瓜人、松树皮为丸，久服香身，并衣亦香。

【注释】

〔1〕干枣：为鼠李科植物枣 *Ziziphus jujuba* Mill. 的成熟果实。含糖类、蛋

白质及多种营养成分。为常食果品及药物。有补益脾胃，养血安神，缓和药性等功效。

〔2〕津液：体内的营养物质。饮食物经胃、脾、肺、三焦等脏器组织的作用，使其精微化生而成津液。在脉管内的，为血液的组成成分之一；脉管外的，为遍布组织间隙的营养液。

〔3〕疰忤：中医病名。又作注忤。疰，指一种滞留于人体、又能传染给旁人的病证。突然心腹有击痛感，甚至立即感到满闷者，称作"客忤"。余毒不尽，时常发作，肌肉无力，胸腹刺痛，名作"疰忤"。包括今多种慢性传染病。

〔4〕又方……塞耳：本方原无主治，亦缺大枣。考《小品方》（见《医心方》卷五）及《千金方》（卷六），此方确仅二物。今补其主治。

〔5〕生者：《医心方》作"生枣"。

〔6〕青州：地名。唐辖境相当于今山东潍坊市、益都、临朐、广饶、博兴、寿光、昌乐、潍县、昌邑等县地。

〔7〕蒲州：地名。唐辖境相当于今山西永济、河津、临猗、闻喜、万荣及运城西南部分地区。

【译文】

干枣性温。能促进体内的津液生成，补养脾胃之气，增强人的记忆力。放置了三年的陈枣，它的核仁可以用于治疗恶气和突然发生的疰忤。

又，治疗耳聋听不见声音，鼻塞闻不出香臭：取大枣十五枚，除去外皮及核；蓖麻子三百颗，去皮。将这两样东西搅和在一起捣烂，用绵布包些［药泥］塞在耳、鼻道里，一天换一次药，三十余天以后就可听见声音，闻得出香臭了。一般要先治耳朵，后治鼻子，不可同时塞药。

又方，巴豆十粒，去壳后生用；将巴豆、松脂与［枣肉］一起捣烂，绵布裹上［药泥］塞入耳道，［治疗耳聋］。

又说，可以消除心腹间的邪气，调和降低各种药物的毒性。使九窍畅通，补益脏腑的气虚不足。

生枣吃得太多，会使人腹胀。蒸煮之后再吃，对肠胃有补益作用，使脾胃健旺，中气充足。青州所产的大枣最好，蒲州产的次之。其他地方产的就不能作为药物使用了。

小儿秋天得痢疾，给他吃虫咬过的枣子，疗效很好。

大枣和桂心、白瓜仁、松树皮一道制成药丸，长期服用能使人体发出香气，连衣服也会熏染上香气。

软　枣[1]

平。多食动风，令人病冷气，发咳嗽。

【注释】

〔1〕软枣：卷子单独立条，《证类本草》在"枣"条下引作"软枣，温。多食动风，发冷风并咳嗽"。软枣，为柿科植物君迁子 *Diospyros lotus* L.的果实。又名牛奶柿。性凉，有止渴、润燥之功。

【译文】

软枣性平。过多食用会引动风气，使人受冷气的折磨，并引起咳嗽。

蒲　桃[1]

平。右益藏气，强志，疗肠间宿水[2]，调中。

按经：不问土地，但取藤，收之酿酒，皆得美好。

其子不宜多食，令人心卒烦闷，犹如火燎。亦发黄病[3]。凡热疾后不可食之，眼暗、骨热[4]，久成麻疖病[5]。

又方，其根可煮取浓汁饮之，［止］呕哕及霍乱后恶心[6]。

又方，女人有娠，往往子上冲心[7]。细细饮之即止。其子便下，胎安好[8]。

【注释】

〔1〕蒲桃：即葡萄，为葡萄科植物葡萄 *Vitis vinifera* L.的果实。含葡萄糖等多种糖类及其他营养成分。可以补气血，强筋骨，利小便。

〔2〕疗肠间宿水：《医心方》引作"食之治肠间水"。

〔3〕黄病：即黄疸病。以身体面目皆变黄为特征。

〔4〕骨热：即骨蒸劳热，形容其发热自骨髓透发而出。参"青蒿"条注〔5〕"骨蒸"。

〔5〕麻疥（jiē）病：疑即麻癞病。该病由毒留胃腑所致，初起遍体生疮如疥癣，瘙痒难忍，日久手足顽痹不仁，相当于结核型麻风。

〔6〕又方……恶心：本条据卷子本。《嘉祐本草》引作："根，浓煮汁，细细饮之，止呕哕及霍乱后恶心。"补卷子本所脱"止"字。

〔7〕子上冲心：又称胎上逼心或子悬。指孕后出现胸膈胀满，痞闷不舒，甚者喘急烦躁不安者。

〔8〕又方……安好：本条《嘉祐本草》作"妊孕人，子上冲心，饮之即下，其胎安"。

【译文】

蒲桃性平。可补益脏腑之气，增强记忆，治疗肠道的积水，调理脾胃。

谨按：不管蒲桃出产的地方，只要收取蒲桃藤，用以酿酒，都能酿出好酒。

蒲桃不宜多吃，否则使人突然觉得心里烦闷，好像火烧火燎似的。也容易引发黄病。凡是得了急性发热性的疾病之后，都不可吃蒲桃，容易使人眼睛昏暗，骨热，长期这样下去就会引起麻疥病。

又，蒲桃根可用来煮取浓汁饮用，能止呕吐呃逆，以及大吐大泻之后产生的恶心。

又，妇女怀孕，经常出现子上冲心的现象。[可取蒲桃根煮汁]，慢慢地小口饮下，就可以消除症状，使胎儿复归原位，恢复正常状态，胎儿平安无事。

栗　子⁽¹⁾

生食治腰脚。蒸炒食之，令气拥，患风水气不宜食⁽²⁾。

又，树皮：主瘅疮毒⁽³⁾。

谨按：宜日中暴干，食即下气、补益。不尔犹有木气，不补益。就中吴栗大⁽⁴⁾，无味，不如北栗也。其上薄皮，研，和蜜涂面，展皱。

又，壳：煮汁饮之，止反胃、消渴。

今有所食生栗，可于热灰中煨之，令才汗出⁽⁵⁾，即啖之，甚破气。不得使通熟，熟即拥气⁽⁶⁾。生即发气。故火煨杀其木气耳。

【注释】

〔1〕栗子：栗有多种，大个板栗为壳斗科植物栗 *Castanea mollissima* Bl. 的种仁。性温，味甘。可养胃健脾，补肾强筋。栗子和米煮成粥，补肾气，强腰脚。

〔2〕风水气：即"风水"，中医病名。多因风邪袭肺，肺不能正常发挥调节体内水液代谢的功能，引起水肿。症见发热恶寒，面目四肢浮肿，骨节疼痛，小便不利等。现代所说的急性肾小球肾炎可属此病。《图经本草》认为栗子"惟患风水气不宜食，以其味咸故也"。

〔3〕瘅（dān）疮毒：瘅指热邪或热气盛。由热毒引起的痈疮肿毒等外科和皮肤疾病，可称作瘅疮毒。疮疡局部常见红、肿、热、痛，兼见发热、烦躁、口渴等热象。

〔4〕吴：指今江苏长江以南和浙江北部一带地区。

〔5〕汗出：《嘉祐本草》此后引作"食之良"。

〔6〕熟：《嘉祐本草》作"热"。

【译文】

栗子生吃可治腰脚软弱。蒸熟或炒熟后食用，能令人气机壅塞。患风水气病的病人不适宜食栗子。

又，栗树皮，主治瘅疮毒。

谨按：最好在太阳底下曝晒栗子，使其干燥。[这样的栗子]食用后就会有顺气、补益的作用。否则，[栗子还会]带有栗木的气味，没有补益作用。现在吴地的栗子虽大，但没什么味道，不如北方所产的栗子。栗子肉上的那层薄皮，研成末，拌和蜂蜜涂脸，可使面上皱纹舒展。

又，栗壳煮汁饮用，可以止反胃、治消渴。

如果想吃生栗子，可以将它们放在热炉灶灰中煨烤，使栗壳表面刚刚有水气出现，就可［取其中的栗子肉］食用了。［这样煨过的栗子］，很有破气的作用。不能让栗子完全煨熟，熟栗子反而会令人气机壅塞。生栗子又会引动气病，所以要用火煨的办法消除它原有的栗木气味。

覆盆子[1]

　　平。右主益气轻身，令人发不白。其味甜、酸。五月麦田中得者良。采其子于烈日中晒之，若天雨即烂，不堪收也。江东十月有悬钩子，稍小，异形。气味一同。然北地无悬钩子，南方无覆盆子，盖土地殊也[2]。虽两种则不是两种之物，其功用亦相似。

【注释】

　　〔1〕覆盆子：此据卷子本。《嘉祐本草》略引作"覆盆子，味酸。五月于麦田中得之良。采得及烈日晒干，免烂，不堪。江东亦有，名悬钩子，大小形异。气味功力同。北土即无悬钩，南地无覆盆。是土地有前后生，非两种物耳"。覆盆子为蔷薇科植物覆盆子 *Rubus idaeopsis* L.或掌叶覆盆子 *R. chingii* Hu 等的果实。成熟果实可食用，亦可制糖，酿酒。若入药则采未熟果实晒干备用。性温，补肝肾，涩精，明目，缩尿。覆盆子与悬钩子是两种不同的植物，果期不同，但功用相同。

　　〔2〕然北……殊也：本条卷子本所载语义不明。今参《嘉祐本草》所引"是土地有先后生，非两种物也"，加入括号中文。

【译文】

　　覆盆子性平。可以补气，使人身体轻健，头发不白。覆盆子味甜而酸。以五月间在麦田里所采的为好。采摘它的果实后，将它在烈日下曝晒。若遇上天下雨就容易［使覆盆子］腐烂，没法收贮。江东一带十月间出产一种悬钩子果实，［与覆盆子相比］个儿稍小，形状也不相同，但气味完全相同。不过北方不产悬钩子，而南方又没有覆盆子。这是因为地区的不同，［果实成熟有前有后］的缘故。虽然悬钩子、覆盆子是两个不同的名字，它们实际上也是两种不同的植物。但功用也很相似。

芰　实[1]

　　平。右主治安中焦，补藏腑气，令人不饥。仙家亦蒸熟曝干作末[2]，和蜜食之休粮[3]。

　　凡水中之果[4]，此物最发冷气，不能治众疾[5]。[令人藏冷][6]，损阴[7]，令玉茎消衰。

　　[可少食。多食]令人或腹胀者[8]，以姜、酒一盏，饮即消。含吴茱萸子咽其液亦消[9]。

【注释】

　〔1〕芰实：即菱实，俗称菱角。为菱科植物菱 *Trapa bispinosa* Roxb.的果肉。性凉，生吃清暑解热，除烦止渴，熟食可益气健脾。

　〔2〕仙家：卷子本原作"仙方"，今参《证类本草》《医心方》《嘉祐本草》所引，从《嘉祐本草》作"仙家"。

　〔3〕蜜：卷子本作"米"。考《嘉祐本草》引作"蒸作粉，蜜和食之可休粮"；又陶弘景云"今多蒸暴，蜜和饵之，断谷长生"。故从《嘉祐本草》作"蜜"。

　〔4〕水中之果：《嘉祐本草》作"水族之中"。

　〔5〕此物……众疾：《医心方》作"食之神仙。此物尤发冷，不能治众病"；《嘉祐本草》作"此物最不能治病"；《证类本草》作"神仙家用，发冷气"。互有省易。此据卷子。

　〔6〕令人藏冷：据《嘉祐本草》所引"令人藏冷，损阳气，痿茎"，补括号中文。

　〔7〕损阴：此据卷子本。阴指男子之阴，包括性功能。《嘉祐本草》引作"损阳气"，义同文异。但损阳气更易被人理解，故从后者译义。

　〔8〕可少食。多食：《嘉祐本草》作"可少食。多食令人腹胀满者，可暖酒和姜饮一两盏，即消矣"。卷子缺括号中文，因补。

　〔9〕含……亦消：《证类本草》作"人含吴茱萸，咽其津液，消其腹胀矣"。

【译文】

芰实性平。可以使中焦脾胃功能正常，补益脏腑之气，使人不感到饥饿。学神仙术的人也把它蒸熟后晒干，研作粉末，调和蜂蜜一起食用，以达到完全不吃谷物的目的。

凡生长在水中的果品中，芰实最容易引发冷气，它不能治疗各种疾病。[相反可使人内脏生寒]，损伤人的阳气，使阴茎痿软。

芰实可少吃一些。多吃了会使人感到腹胀。[如果出现这种情况，]服用生姜、酒一盏，腹胀立刻消除。口含吴茱萸子，咽下分泌出来唾液，腹胀也可消除。

鸡 头 子⁽¹⁾

寒。主温，治风痹⁽²⁾，腰脊强直，膝痛；补中焦，益精，强志意，耳目聪明。作粉食之，甚好。此是长生之药。与莲实同食，令小儿不［能］长大，故知长服当亦驻年⁽³⁾。

生食动少气⁽⁴⁾。可取蒸，于烈日中曝之，其皮壳自开。捼却皮，取人食，甚美。可候皮开，于臼中舂取末⁽⁵⁾。

【注释】

〔1〕鸡头子：又名芡实。为睡莲科植物芡 *Euryale ferox* Salisb 的成熟种仁。芡实既供药用，又作食品。性平，味甘涩。有健脾止泻，固肾涩精、止带的作用。

〔2〕风痹：中医病证名。一般指风寒湿邪侵袭肢体关节及经络，尤以风邪为甚的一种痹证。症见肢节疼痛，游走不定。

〔3〕与莲实……驻年：此据卷子本。《医心方》引作"与莲实合饵，令小儿不能长大，故知长服当驻其年耳"。《嘉祐本草》简作"与小儿食，不能长大，故驻年耳"。参二家所引，补卷子所脱"能"字。

〔4〕动少气：《嘉祐本草》作"动风冷气"，《医心方》作"动小冷气"。

〔5〕生食……取末：本条《嘉祐本草》简作"蒸之，于烈日晒之，其皮即开，亦可舂粉"。

【译文】

　　鸡头子性寒。主治温热病，风痹，腰部和背脊肌肉强直，膝部疼痛。能补养中焦脾胃，补益肾精，增强记忆，增进思维，使人耳聪目明。把它加工成粉末食用，甚好。这是一种使人长生不老的药物。将它和莲实一起食用，可以使小孩老是长不大，由此可知长期服用鸡头子应当也能使人延年不老。

　　生吃鸡头子会引动风冷之气。可以将它蒸过后，在烈日中曝晒。它的外层皮壳会自行裂开。把皮壳去掉，取其中的种仁食用，味道很美。可以等皮壳裂开后，在臼中把鸡头子舂杵成粉末。

梅　实[1]

　　食之除闷，安神。乌梅多食损齿。

　　又，刺在肉中，嚼白梅封之，刺即出。

　　又，大便不通，气奔欲死，以乌梅十颗置汤中，须臾挼去核，杵为丸，如枣大。内下部，少时即通。

　　谨按：擘破水渍，以少蜜相和，止渴、霍乱心腹不安及痢赤。治疟方多用之。

【注释】

　　〔1〕梅实：即青梅。为蔷薇科植物梅 *Prunus mume*（Sieb.）Sieb. et Zucc. 的果实。干燥的将成熟的梅实经加工熏制即成乌梅。盐渍的青梅称作白梅。乌梅味酸，可安蛔驱虫，敛肺止咳，涩肠止泻。

【译文】

　　食用梅实可以消除烦闷，安神。多吃了乌梅会损伤牙齿。

　　又，有刺在肉里面，可将白梅嚼烂，封在创口上，刺立即就会出来。

　　又，如果大便不通，腹中有气上冲，痛得要死，可用乌梅十颗，放在开水中，过一会儿取出乌梅，清理掉梅核，将梅肉捣烂，做成枣子一样大小的丸子，塞进肛门，不用多久大便就会排出。

谨按：将梅实剖开，加水浸渍，以少量的蜂蜜拌和，可用来止渴，治大吐大泻之后引起的心腹不安，还可治痢疾拉脓便血。治疟疾的方经常用到梅实。

木　瓜⁽¹⁾

温。右主治霍乱［呕哕］⁽²⁾，涩痹风气。

又，玩痹人若吐逆下［利］⁽³⁾，病转筋不止者，取枝叶煮汤饮之愈⁽⁴⁾。［脚膝筋急痛，煮木瓜令烂，研作浆粥样，用裹痛处。冷即易，一宿三五度，热裹便差。煮木瓜时，入一半酒同煮之。

谨按：枝叶煮之饮，亦治霍乱］⁽⁵⁾，去风气，消痰。每欲霍乱时，但呼其名字。亦不可多食，损齿［及骨］⁽⁶⁾。

又，脐下绞痛，可以木瓜一片，桑叶七枚炙，大枣三个中破，以水二大升，煮取半大升，顿服之即［差］⁽⁷⁾。

【注释】

〔1〕木瓜：为蔷薇科植物贴梗海棠 Chaenomeles jagenaria（Loisel）Koidz. 的果实。性温，味酸，能平肝和胃，去湿舒筋。本品气香而甘酸爽脆，可作果品食用，也可蜜渍，或除去种子后捣成泥状，和蜜煎成糕食用。

〔2〕呕哕：卷子本原脱，据《证类本草》所引"主呕哕风气"补。

〔3〕利：卷子本无，据文义拟补。

〔4〕取枝煮汤饮之愈：《证类本草》作"煮汁饮之甚良"。

〔5〕脚膝筋……霍乱：括号中文卷子本脱。今参《证类本草》《嘉祐本草》所引补入。

〔6〕及骨：卷子本脱，据《嘉祐本草》补。

〔7〕差：卷子本脱。本条《嘉祐本草》引作："又脐下绞痛，木瓜一两片，桑叶七片，大枣三枚，碎之；以水二升，煮取半升，顿服之差。"据补。

【译文】

木瓜性温。主治突然发生的大吐大泻不止引起的干呕呃逆，风湿痹痛。

又，顽固性关节痹痛患者如果呕吐腹泻，引起转筋不止，用木瓜枝叶煮汁饮服，可以获愈。治腿脚膝部的肌肉筋脉抽搐疼痛，将木瓜煮烂，再研磨成浆粥一样，用它敷裹痛处。［包裹用的木瓜浆粥］冷却后就换成热的，一夜可换三五次，热裹即愈。在煮木瓜时，水中要加一半量的酒同煎煮。

谨按：木瓜的枝叶煮水饮用，也能治霍乱，驱除风邪，消痰。每当将患霍乱病时，就呼喊木瓜的名字。但也不宜多吃，容易损坏牙齿和骨骼。

又，肚脐以下出现绞痛，可用木瓜一片，炙桑叶七片，破开的大枣三个，加水两大升同煮。取其汁液半大升，一次饮下，即可痊愈。

楂　子(1)

平。右多食损齿及损筋。唯治霍乱转筋，煮汁饮之。与木瓜功相似，而小者不如也。昔孔安国不识，而谓之不藏(2)。今验其形小，况相似。江南将为果子，顿食之(3)。其酸涩也，亦无所益。俗呼为楉梨也。

【注释】

〔1〕楂（zhā）子：此据卷子本，《嘉祐本草》引附于“木瓜”条下：“楂子，平。损齿及筋，不可食。亦主霍乱转筋，煮汁饮之。与木瓜功稍等。余无有益人处。江外常为果食。”本品或考为蔷薇科植物日本木瓜 *Chaenomeles japonica*（Thunb.）Spach，或考为同属植物木桃 C. *cathayensis*（Hemsl.）C. K. Schneid.的果实。古代或有将它作为果品食用者。功用与木瓜相似。

〔2〕不藏：《说文解字》郑注：“楂，梨之不藏者”；“藏”，善也。又“果似梨而酢”，是知孔安国误将楂子作为“梨之不藏者”。据此译文补入“梨子”二字。

〔3〕顿食之：于义不通。考此段文《嘉祐本草》略引作“江外常为果食”，故疑卷子本“顿食之”原为“顿顿食之”，传抄时有漏字。今依《嘉祐本草》所引。

【译文】

　　楂子性平。过多食用会损害牙齿和筋骨。只有在治霍乱引起转筋时，才用它煮汁饮服。楂子和木瓜的功效近似，但形状比木瓜小，作用也稍次。古时候孔安国不认识楂子，把它误说成没长好的［梨子］。据现在的观察，楂子个儿小，况且也与梨有相似之处。江南将楂子作为果品，经常食用。楂子又酸又涩，对人也没有什么好处。俗名叫做"楈梨"。

柿[1]

　　寒。主通鼻、耳气，补虚劳不足。

　　谨按：干柿，厚肠胃，温中[2]，健脾胃气，消宿血。

　　又，红柿：补气，续经脉气。

　　又，醂柿[3]：涩下膲，健脾胃气，消宿血。作饼及糕，与小儿食，治秋痢。

　　又，研柿，先煮粥欲熟，即下柿。更三两沸，与小儿饱食，并奶母吃亦良。

　　又，干柿二斤，酥一斤，蜜半升。先和酥、蜜，铛中消之。下柿，煎十数沸，不津器贮之。每日空腹服三五枚，疗男子、女人脾虚、腹肚薄，食不消化。面上黑点，久服甚良。

【注释】

　　〔1〕柿：为柿科植物柿 *Diospyros kaki* L. f.的果实。味甘涩，有健脾涩肠，宁嗽止血之功。

　　〔2〕温中：《嘉祐本草》作"涩中"。

　　〔3〕醂（lǎn）柿：《集韵》："藏柿也。"即收藏贮存后的柿子。

【译文】

　　柿性寒。能使耳、鼻通畅，补益虚劳不足。

谨按：干柿，可以增进肠胃功能，温养中焦，使脾胃机能健旺。还可消散陈旧性的瘀血。

又，红柿补气，可使经脉之气运行不息。

又，酽柿可以收涩下焦，使脾胃功能健旺，消散陈旧性的瘀血。做成饼和糕点给小孩食用，可以治秋天患痢疾。

又，将柿子研磨，先煮粥，等粥快要熟的时候，就掺入［研好的］柿子。再煮两三滚后，让小孩吃个饱。奶妈吃了柿粥也很好。

又，干柿二斤，酥一斤，蜜半升。先将酥和蜜二物拌和，使它们溶化在锅中，然后放入柿子，煎煮十几滚，用不渗水的器具把它贮藏起来。每天空腹食用三五枚柿子，可以治男子或女人的脾胃虚弱，即脾胃的消化功能低下，吃下的食物难于消化。脸上生有黑点，久服此方十分见效。

芋[1]

平。右主宽缓肠胃，去死肌[2]，令脂肉悦泽。

白净者无味[3]，紫色者良，破气。煮汁饮之止渴。十月已后收之，曝干。冬蒸服则不发病，余外不可服[4]。

又，和［鲫鱼、鳢］鱼煮为羹[5]，甚下气，补中焦。［久食］[6]，令人虚，无气力。此物但先肥而已[7]。

又，煮生芋汁，可洗垢腻衣，能洁白［如玉］[8]。

又，煮汁浴之，去身上浮气[9]。浴了，慎风半日许[10]。

【注释】

〔1〕芋：又名芋头，芋芳。为天南星科植物芋 *Colocasia esculenta*（L.）Schott. 的块茎。可益脾胃，调中气。

〔2〕肌：卷子本误作"肥"，据《医心方》改。

〔3〕净：《嘉祐本草》作"色"。

〔4〕十月……不可服：《嘉祐本草》引作"十月后晒干，收之。冬月食，不发病。佗（它）时月不可食"。译文中补入"时节"二字。

〔5〕鲫鱼、鳢：卷子本原脱鱼名。据《嘉祐本草》补。

〔6〕久食：卷子本脱。据《嘉祐本草》引作"久食，令人虚劳无力"补入。

〔7〕先肥：费解。按卷子本每将"肌"字误写作"肥"，又"先"与"充"字形相近，故疑"先肥"为"充肌"之笔误。考《别录》载"芋"有"充肌肤"之效，又本条亦载芋可"令脂肉悦泽"，故译文按"充肌"译成白话。

〔8〕如玉：卷子本脱，据《嘉祐本草》补。

〔9〕去身上浮气：此据卷子本。《嘉祐本草》引作"去身上浮风"。浮风，即肌表的风邪。如用芋汁洗浴荨麻疹，即属于去浮风。

〔10〕浴了，慎风半日许：卷子本原缺，据《证类本草》所引补。《嘉祐本草》引作"亦可浴去身上浮风，慎风半日"。

【译文】

芋性平。能使肠胃通畅，排除坏死的肌肉，使人体脂肪肌肉丰满，皮肤细嫩而有光泽。

白净〔的芋〕没什么味道，带紫色的较好，有破气作用。煮芋汁饮用，可止渴。十月以后采收，晒干。冬天将芋蒸熟后食用，则不会引发其他疾病，除此以外〔的时节〕都不可食用。

又，芋和鲫鱼、鳢鱼一起煮成羹，下气作用很好，可以补益中焦脾胃。长期食用，令人虚弱，没有气力。这种食物只能使人长肉而已。

又，煮生芋的汁液，可用来洗涤污垢油腻的衣服，使之洁白如玉。

又，煮芋汁用来洗澡，可以驱除身上体表的风邪之气。洗浴完毕后，半日之内应小心着凉受风。

菱 茨〔1〕

冷。下丹石，消风毒，除胸中实热气。可作粉食。明耳目，止渴，消疸黄。若先有冷气，不可食。令人腹胀气满。小儿秋食，脐下当痛。

【注释】

〔1〕荸荠：又名葧荠、乌芋。为莎草科植物荸荠 *Eleocharis dulcis*（Burm. f.）Trin ex Henschel 的球茎。性寒味甘，能清热化痰消积。

【译文】

荸荠性冷。可以降低丹石的毒副作用；消除风毒邪气，排除胸中的实热之气。可以做成粉末食用。使人耳聪目明，止渴，消除黄疸。如果人体之中先就有冷气，不可食用本品，否则令人腹中胀气、满闷。小孩子秋天食用本品，会引起小腹疼痛。

茨　菰^{〔1〕}

主消渴，下石淋。不可多食，吴人好啖之^{〔2〕}。令人患脚。

又，发脚气，瘫缓风。损齿，紫黑色。令人失颜色，皮肉干燥。卒食之，令人呕水。

【注释】

〔1〕茨菰：《嘉祐本草》引此于"乌芋"条下。按《唐本》注云"（茨菰）叶似钑箭镞，泽泻之类也"。故当另分条。《医心方》"乌芋"条云："主消渴，下石淋，吴人好啖之。发脚气瘫缓风。损齿，紫黑色，令人失颜色。"以此与《嘉祐本草》比勘，可知乃"茨菰"之文，今合并此二条。本品为泽泻科植物慈姑 *Sagittaria sagittifolia* L.的球茎。性微寒，可行血通淋。煮食时须去皮，否则会有麻涩感。

〔2〕好啖：《嘉祐本草》作"常食"。

【译文】

茨菰可治消渴，可用以排石治淋。不可多吃，吴人喜欢吃它。常使人患脚气病。

又，茨菰可以引发脚气病，使四肢不能运动。损坏牙齿，使牙齿呈紫黑色。还令人脸色不好，皮肉干燥。突然食用本品，常令人呕吐清水。

枇 杷[1]

温。利五藏，久食亦发热黄。

子：食之润肺，热上膲。若和热炙肉及热面食之，令人患热毒黄病[2]。

卒呕不止、不欲食[3]。

又，煮汁饮之，止渴。偏理肺及肺风疮[4]、胸面上疮。

【注释】

〔1〕枇杷：为蔷薇科植物枇杷 *Eriobotrya japonica*（Thunb.）Lindl 果实。供食用，叶片入药。《食疗本草》认为枇杷性温，但其他药书每称其性寒或性平，可用于清肺热，下气止渴。

〔2〕若和……黄病：此句《医心方》作"枇杷子：不可合食炙肉、热面，令人发黄"。

〔3〕卒呕……欲食：此处原文未注明药用部分。考诸《别录》"主卒呕哕不止"以下，当为枇杷叶之效，译文因补药名。

〔4〕肺风疮：指肺脏感受风毒而引起皮肤生疮、瘙痒，或面上生疮，鼻头赤烂等病症。

【译文】

枇杷性温。有利于五脏，但长期食用也会引发湿热性黄疸。

枇杷果实，吃了有润肺作用，温暖上焦。如果将枇杷和热的烤肉，或者和热面一起食用，会使人患热毒黄病。

［枇杷叶］可治疗突发性的、难以止住的干呕或呃逆，不想进食。

又，煮［枇杷叶］汁饮用，可以止渴。还用于理肺气，治疗肺风疮，胸前或脸上生疮疡。

荔　枝⁽¹⁾

微温。食之通神益智，健气及颜色，多食则发热。

【注释】

〔1〕荔枝：为无患子科植物荔枝 *Litchi chinensis* Sonn.的果实。为果中佳品，可补脑填精，理气止嗽。

【译文】

荔枝性微温。食用荔枝可以增进精神和智慧，使人气力健旺，容光焕发。过量食用则会引起一些热性症象。

柑　子⁽¹⁾

寒。堪食之，其皮不任药用。初未霜时，亦酸；及得霜后，方即甜美。故名之曰"甘"⁽²⁾。

利肠胃热毒⁽³⁾，下丹石，渴⁽⁴⁾。食多令人肺燥⁽⁵⁾，冷中，发痃癖病也⁽⁶⁾。

【注释】

〔1〕柑子：又名乳柑子。今或考本品为芸香科植物柑 *Citrus reticulate* Blanco cv.及某些食用柑，或考为同属茶枝柑 *Citrus chachiensis* Hort.等多种柑类的果实。果肉甘酸，可生津止渴，醒酒利尿，下气除烦。

〔2〕甘：《开宝本草》作"柑"。

〔3〕利：《医心方》原作"和"，其原校注云"和肠：仁和寺本作利，此本亦原作利，后涂作和。案：文义作利似是"。今参《开宝本草》作"主利肠胃中热毒"，亦当作"利"，故从仁和寺本。

〔4〕渴：考《开宝本草》同内容条文作"止暴渴"，与文义贴合，因补入译文。

〔5〕肺燥：肺中燥邪引起的病证。症见咳嗽，吐稠黏涎沫，咳声不扬，口干咽燥，形体消瘦，或见潮热；甚则皮毛干枯，舌干红，脉虚数，又称为肺痿。

〔6〕疝（xuán）癖：此据《证类本草》，《医心方》引作"流癖"。疝癖，中医病名，为脐腹部或胁肋部患有痞状或积块的泛称。

【译文】

柑子性寒。柑子可以食用，但它的皮不能当作药用。柑子在没有下霜之前，味道也是酸的。等到下霜以后，味道才会变得甜美，所以它的名字叫做"甘"（柑）。

柑子可通利肠胃间的热毒，减轻丹石药的不良作用，〔解救突发大〕燥渴。过量食用使人产生肺燥，脾胃寒冷，引发疝癖病。

甘　蔗⁽¹⁾

主补气，兼下气。不可共酒食，发痰。

【注释】

〔1〕甘蔗：为禾本科植物甘蔗 *Saccharum sinensis* Roxb. 的茎秆。食用其茎汁（一名蔗浆）。甘寒，泻热补气。煎炼成砂糖，则性质变温，多吃助热。

【译文】

甘蔗能够补气，同时又可下气。不可将它和酒一起食用，否则会引发痰病。

石　蜜⁽¹⁾

寒。右心腹胀热，口干渴。波斯者良⁽²⁾。注少许于目中，除去热膜，明目。蜀川者为次。今东吴亦有⁽³⁾，并不如波斯。此皆是煎甘蔗汁及牛乳汁⁽⁴⁾，煎则细白耳。

又，和枣肉及巨胜人作末为丸[5]，每食后含一丸如李核大，咽之津，润肺气，助五藏津。

【注释】

〔1〕石蜜：本条据卷子本。《嘉祐本草》引作"石蜜，治目中热膜，明目。蜀中、波斯者良。东吴亦有，并不如两处者。此皆煎甘蔗汁及牛乳汁，则易细白耳。和枣肉及巨胜末丸，每食后含一两丸，润肺气，助五藏津"。石蜜：有两种，其一为蜂蜜，其二即本条所述，又名乳糖，乃用蔗糖和牛乳煎煮后做成饼块。

〔2〕波斯（Persia）：国名，即今伊朗。

〔3〕东吴：三国时吴国地处江东，故称东吴。后泛指太湖流域全境，或专指苏州一带。

〔4〕牛乳：卷子本原误作"牛膝"。今据《嘉祐本草》，并参"唐本注"改。

〔5〕巨胜：中药名。即芝麻，又名脂麻、胡麻。

【译文】

石蜜性寒。能治心腹胀热，可止口干渴。从波斯来的为好。将少量石蜜点在眼中，可以去掉热性的翳膜，使眼睛明亮。产于蜀川（今四川）的石蜜较次。现在东吴也产，但都不如波斯的好。石蜜是用甘蔗汁和牛乳汁煎煮而成的。经煎煮后的石蜜细嫩洁白。

又，将石蜜和大枣肉及巨胜子的种仁研成末，做成丸剂。每次饭后口含一枚像李子核一般大的药丸，吞咽其汁液和津唾，可以滋润肺气，补充五藏的津液。

沙　糖[1]

寒。右功体与石蜜同也。多食令人心痛。养三虫，消肌肉，损牙齿，发疳䘌[2]。不可多服之[3]。

又，不可与鲫鱼同食，成疳虫。

又，不与葵同食，生流澼[4]。

又，不可共笋食之，[使]笋不消[5]，成癥病心腹痛。［身］

重不能行履⁽⁶⁾。

【注释】

〔1〕沙糖：即甘蔗汁炼制成的结晶体。功用与甘蔗相同。

〔2〕疳䘌：即鼻疳。症见鼻中赤痒，连唇生疮，多黄涕，皮毛枯焦，肌肤枯瘦，手足潮热。多由上焦积热、壅滞肺中引起。多食糖会有助于湿热内蕴，引发疳䘌。

〔3〕养三虫……服之：《证类本草》作"主心热、口渴（此五字卷子无，恐将"石蜜"主治移入）。多食生长虫，消肌肉，损齿，发疳䘌。不可长食之"。《延寿类要》在此段后多"小儿多食则损齿，及生蛲虫"一句。

〔4〕又……流澼：卷子本脱此条，据《嘉祐本草》补。流澼，即流癖，又称疢癖（见"柑子"条注〔6〕）。

〔5〕使：卷子脱。《嘉祐本草》此句作"又不与笋同食，使笋不消"，据此补"使"字。

〔6〕身：卷子脱，据《嘉祐本草》补。 履：卷子本误作"李"，据《嘉祐本草》改。

【译文】

沙糖性寒。它的功效和形态都和石蜜相同。多吃糖会使人胃脘痛。有利于肠内寄生虫的生长，使肌肉松弛，损坏牙齿，引发疳䘌，故不可过多食用。

又，不可和鲫鱼一起吃，否则会引起疳虫。

又，不宜和葵菜一起食用，否则会产生流澼。

又，不可和笋一起食用，否则使笋在腹中不消化，形成结块，引起胃、腹部疼痛，身体沉重，不能下地行走。

桃　人⁽¹⁾

温。杀三虫，止心痛。

又，女人阴中生疮，如虫咬、疼痛者，可生捣叶，绵裹内阴中，日三四易，差⁽²⁾。亦煮汁洗之。今案：煮皮洗之良。

又，三月三日收花晒干，杵末，以水服二钱匕。小儿半钱，治心腹痛。

又，秃疮，收未开花阴干，与桑椹赤者，等分作末，以猪脂和。先用灰汁洗去疮痂，即涂药。

又云，桃能发诸丹石，不可食之。生者尤损人。

又，白毛，主恶鬼邪气。胶亦然。

又，桃符及奴，主精魅邪气。符，煮汁饮之；奴者，丸、散服之。

桃人，每夜嚼一颗，和蜜涂手、面良。

【注释】

〔1〕桃人：即桃仁。为蔷薇科植物桃 *Prunus persica*（L.）或山桃 *P. davidiana*（Carr.）de Vos ex Henry 的种仁。果实即桃子。本条可入药的有桃叶、桃花、桃白毛（即桃子表面的短绒毛）、桃胶（即桃树皮中分泌出来的树脂）、桃符（用桃木制成的符板）、桃奴（未成熟即干枯、挂在树上的桃子）。古代传说：上古有神荼和郁垒二兄弟，常在桃树下审查各种鬼怪。对做了坏事的鬼怪，这两兄弟就把它们绑起来喂老虎。故后世常以桃符、桃奴或桃毛来驱鬼精邪气。

〔2〕又，女人……差：本条据《嘉祐本草》。《医心方》引作："孟诜食经：治妇人阴痒方，捣生桃叶，绵裹内阴中，日三四易。"

【译文】

桃仁性温。可杀三虫（蛔虫、寸白虫和蛲虫），止心口痛。

又，女人阴道中生疮，像有虫咬似的疼痛，可将新鲜桃叶捣烂，再用绵包裹好，纳入阴道中，每天换三四次，可以治愈。也可煮桃叶汁外洗阴部。今按：将桃树皮煮汁，外洗阴部，效果好。

又，三月三日采收桃花晒干，杵成粉末，用水送服二钱匕；小儿一次服半钱匕，治胃脘部和腹部疼痛。

又，治秃疮：收采未开的桃花，阴干，和等量的红桑椹一起研碎，用猪油拌和。先用草木灰淋汁洗去秃疮上的痂壳，再涂上药。

又，桃子能引发各种丹石的毒性，不可食用。生桃更加对人有损。

又，桃白毛，能治恶鬼、邪气［引起的疾病］。桃胶也是这样。

又，桃符及桃奴，治鬼精邪魅之气［引起的疾病］。桃符，煮取其汁饮用；桃奴，可以做成丸剂或散剂服用。

桃仁每夜嚼烂一颗，和蜂蜜一起涂在手上或脸上，效果很好。

樱 桃⁽¹⁾

热。益气，多食无损⁽²⁾。

又云，此名"樱"，非桃也。不可多食，令人发闇风⁽³⁾。

温。多食有所损。令人好颜色，美志。此名"樱桃"，俗名"李桃"，亦名"奈桃"者是也。甚补中益气，主水谷痢⁽⁴⁾，止泄精⁽⁵⁾。

东行根：疗寸白、蛔虫⁽⁶⁾。

【注释】

〔1〕樱桃：为蔷薇科植物樱桃 *Prunus pseudocerasus*（Lindl.）G. Don. 的果实，为常见鲜果品，亦可加工成果脯。可补气，祛风湿，滋润皮肤。

〔2〕多食无损：与下文"多食有所损"相矛盾。据该书体例，有可能是孟诜、张鼎二人各自不同的观点。

〔3〕闇风：闇指目不明，然闇风似指另一种疾病。本书"梨"条有"卒闇风，失音不语者"，可知不是以目不明为主症的病症。疑即"暗俳"，因肾虚气夺，舌不能语，足不能行。闇与喑字形相近。

〔4〕水谷痢：又名"水谷利"。症见腹泻，泻下物中有不消化的食物。

〔5〕泄精：即滑精。精液自出，无梦而遗。

〔6〕东行根……蛔虫：本条据《嘉祐本草》。《证类本草》引作："东引根，治蛔虫。"

【译文】

樱桃性热。可以补气，多吃一些也没有坏处。

又，这种果品名叫"樱"，而不是桃。不可多吃，否则会使人患闇风病。

性温。过多食用对人体有所损害。可以使人脸色红润，精神畅快。这种果品叫做"樱桃"，俗名"李桃"，也叫做"奈桃"。很能补中益气，可治水谷痢，或止泄精。

［樱桃］向东延伸生长的根，可以治疗寸白虫和蛔虫。

杏⁽¹⁾

热。主咳逆上气，金创，惊痫，心下烦热，风［气］头痛⁽²⁾。

面䵟者，取人去皮，捣和鸡子白。夜卧涂面，明早以暖清酒洗之。

人患卒瘖，取杏人三分，去皮尖熬，捣作脂。别杵桂心一分，和如泥。取李核大，绵裹含，细细咽之，日五夜三⁽³⁾。

谨按：心腹中结伏气，杏人、橘皮、桂心、诃梨勒皮为丸，空心服三十丸，无忌。

又，烧令烟尽，去皮，以乱发裹之，咬于所患齿下，其痛便止。熏诸虫出，并去风便瘥。重者不过再服。

又，烧令烟尽⁽⁴⁾，研如泥，绵裹内女人阴中⁽⁵⁾，治虫疽。

【注释】

〔1〕杏：为蔷薇科植物杏 *Armeniaca vulgaris* Lam. 或野杏 *A. vulgaris* Lam. var. *ansu* (Maxim.) Yü et Lu 的果实。入药主要用杏仁。杏仁有甜、苦两种。甜杏仁可作茶点果品供食用，苦杏仁不可生食。有祛痰、平喘、润肠作用。

〔2〕风头痛：此据《医心方》。《证类本草》作"热风头痛"。考本品功效，几全由《本经》《别录》节取，《别录》云"心下烦热，风气去来，时行头痛"。是知《证类本草》"热风头痛"乃据此缩合。

〔3〕人患……夜三：本条据《嘉祐本草》。《医心方》作"孟诜食经治失音方：杏人三分，去皮熬，捣作脂；桂心末一分，和如泥。取李核许，绵裹少咽之，日五夜一"。今以此校补。

〔4〕烧令烟尽：按陈藏器《本草拾遗》有同类方，作"烧令烟未尽"，似更合情理。

〔5〕内：此下《大观本草》窜入"陈藏器"之文。

【译文】

杏性热。主治咳嗽，气往上冲逆，金创，惊痫，心胸烦热，外感风邪头痛。

脸上枯焦黝黑者，取杏仁，去掉外皮，捣烂后调和鸡蛋清，晚上入睡前涂抹面部，第二天早上用热的米酒洗去［杏仁、蛋清］。

突然不能发声的患者，可以取杏仁三分，除去种皮和仁尖（胚芽）后，煎熬，再捣烂，使油脂渗出。另外将桂心一分捣烂，与杏仁泥一起拌和。取一团李子核那样大小的杏仁泥，用绵包裹，口含，细细地咽其汁液。白天［含药］五次，晚上三次。

谨按：治疗胃脘部和腹部气机停积不畅，可用杏仁、橘皮、桂心、诃梨勒皮做成丸子，空腹吃下三十丸，不用忌食［任何东西］。

又，将杏仁烧到不再冒烟，去外层皮壳，以乱头发包裹杏仁，放在有病的牙齿上，咬住，牙痛就会止住。可以把各种虫子熏出体外，将风邪也一并驱除，疾病就会痊愈。病重者也只需要再用一次药。

又，将杏仁烧到不冒烟，研成泥状，用绵裹好，纳入妇女的阴道里，可治疗虫蚀引起的痈疽。

石　榴⁽¹⁾

温。实：主谷利、泄精。

疣虫白虫⁽²⁾。

按经：久食损齿令黑。其皮炙令黄，捣为末，和枣肉为丸，［空腹］日服卅丸，后以饭押，［日二服］。断赤白痢⁽³⁾。

又，久患赤白痢，肠肚绞痛，以醋石榴一个，捣令碎，布绞取汁，空腹顿服之立止⁽⁴⁾。

又，其花叶阴干，捣为末，和铁丹服之⁽⁵⁾。一年白发尽黑，益面红色。仙家重此，不尽书其方。

【注释】

〔1〕石榴：又名安石榴，为石榴科植物石榴 *Punica granatum* L.的果实。果皮、根皮亦入药。果皮主含鞣质，没食子酸等，味酸涩，有涩肠止泻、止血、驱虫等功效。近代用治菌痢，阿米巴痢及多种感染性炎症。

〔2〕疣虫白虫：原方缺药用部位。考《别录》安石榴条云"东行根：疗蛔虫、寸白"。则此当为根的主治。

〔3〕其皮……白痢：本条括号中文卷子本脱。《嘉祐本草》引作"皮炙令黄，杵末。以枣肉为丸，空腹三十（《政和本草》脱"十"字）。日二服，治赤白痢"。据此补入阙文。赤白痢：中医病名。即痢疾，症见身热腹痛，里急后重，烦渴尿赤，拉下黏冻脓血，赤白相杂。相当于今急性菌痢。如果血多者（或单纯下血）名赤痢或血痢。

〔4〕又，久患……立止：本条《嘉祐本草》引作"腹痛者，取醋者一枚，并子捣汁顿服"。

〔5〕铁丹：陈藏器《本草拾遗》："铁丹，飞铁为丹，亦铁粉之属是也。"则铁丹乃由钢铁飞炼成的粉末，主含四氧化三铁（Fe_3O_4）；由生铁打碎成粉者，主含金属铁和少量的C、P、Si等杂质。

【译文】

石榴性温。果实可以治腹泻、泻下未消化的谷物；又治滑精。〔向东生长的根〕治蛔虫和寸白虫。

谨按：长期食用会损坏牙齿，使牙齿变黑。石榴皮火炙，使皮呈黄色，再捣烂为末，和大枣肉一起做成丸子。每天空腹服用三十丸，服后立刻吃饭压药气。每天服两次，可治愈赤白痢。

又，长期患赤白痢，肠肚绞痛，可用酸石榴一个，捣碎，用布包后绞取其汁，空腹一次服下，立刻止住下痢。

又，将石榴花、叶阴干，捣成细末，和铁丹一起服用。一年后白头发全都变黑，还可使面色更加红润。学神仙法的人看重此药，不详细介绍它的方剂。

梨 [1]

寒。除客热，止心烦。不可多食。

又，卒咳嗽，以冻梨一颗刺作五十孔，每孔中内以椒一粒。

以面裹于热灰中煨，令极熟，出停冷，去椒食之⁽²⁾。

又方，梨去核，内酥蜜，面裹烧令熟，食之大良。

又方，去皮，割梨肉，内于酥中煎之。停冷食之。

又，捣汁一升，酥一两，蜜一两，地黄汁一升，缓火煎，细细含咽。凡治嗽，皆须待冷，喘息定后方食。热食之，反伤矣，令嗽更极不可救。如此者，可作羊肉汤饼，饱食之，便卧少时。

又，胸中痞塞、热结者，可多食好生梨即通⁽³⁾。

又云，卒暗风，失音不语者，生捣梨汁一合，顿服之，日再服，止。

金疮及产妇不可食，大忌。

【注释】

〔1〕梨：《嘉祐本草》所引较详，取为正文。另《医心方》卷九、卷三十均有引文，多重复。梨为蔷薇科植物白梨 *Pyrus bretschneideri* Rehd、沙梨 *P. pyrifolia*（Burm. f.）Nakai 等的果实。生津润燥、清热化痰效果好。

〔2〕去椒食之：《医心方》作"割食之"。

〔3〕又……即通：本条《医心方》引作："胸中否塞、热结者，可多食生梨便通。"

【译文】

梨性寒。除外感热邪，止心烦。不可过量食用。

又，突然患咳嗽，取冻梨一颗，在它上面刺五十个洞，每个孔洞中放进一粒花椒，然后用面粉包裹，放在热的炉膛灰中煨。煨到熟透了，再取出让它冷却，把花椒剔去，专吃梨子。

又，将梨子除去核，放进酥、蜜，用面裹梨子，在火上烧到梨熟为止。吃这样的梨子特别好。

又，削去梨皮，切下梨肉，放在酥中煎煮，等冷却后食用。

又，捣取梨汁一升，再加酥一两，蜜一两，地黄汁一升，用小火慢慢地煎煮，取其汁小口缓慢地含咽。凡〔用熟梨〕治咳嗽，都必须等它冷却，〔等患者呼吸调匀〕，不再喘息之后才好食用。如果趁热吃梨，反而有所损伤，会使咳嗽更厉害，以至于没法救治。

［因食热梨引起副作用］，可以做羊肉汤饼，饱饱地吃上一顿，马上躺下休息一会儿即可。

又，治疗胸中有痞闷、堵塞感，内有热邪郁结时，可以多吃些好的生梨，就可以宣通［胸中气机］。

又，突然患暗风，说不出话来的患者，可以将生梨捣烂，取汁一合，一次服下。每天服两次，可以解除症状。

金疮患者及产妇不可吃梨，这是最忌讳的事。

林 檎^{〔1〕}

温。主谷痢、泄精。

东行根治白虫蛔虫。

主止消渴。好睡^{〔2〕}，不可多食。

又，林檎：味苦涩，平^{〔3〕}，无毒。食之闭百脉。

【注释】

〔1〕林檎：又名花红、沙果，为蔷薇科植物林檎 *Malur asiatica* Nakai 的果实。常见水果之一，止渴生津。晒干研末，点汤服甚美。

〔2〕好睡：考《开宝本草》有林檎"不可多食，令人好睡"一语，故此处"好睡"并非主治，而是副作用。

〔3〕味苦涩，平：此性味与前载"温"矛盾。按《食疗本草》药条中，孟诜文在前，张鼎按语在后。前后矛盾之说，不排除为张鼎之说。

【译文】

林檎性温。主治腹泻，泻下未消化的谷物；滑精。

向东生长的林檎根可以治疗白虫、蛔虫。

［林檎］能治消渴。有令人贪睡的作用，故不可多吃。

又，林檎味苦而涩，性平，无毒。吃了它会使人身的血脉闭阻。

李[1]

平。主女人卒赤、白下：取李树东面皮，去外皮[2]，炙令黄香。以水三升，煮汁去滓服之，日再验。

谨按：生李亦去骨节间劳热[3]，不可多食之。临水食之，令人发痰疟[4]。

【注释】

〔1〕李：为蔷薇科植物李 *Prunus salicina* Lindl 的果实。常食水果之一。味甘酸，能清肝热，生津利水，故古有"肝病宜李"之说。

〔2〕外：《政和本草》作"皱"。

〔3〕李：《嘉祐本草》作"子"。 骨：《医心方》作"关"。

〔4〕痰疟：疟疾的一种。指疟疾兼有郁痰者，症见寒热交作，热多寒少，头痛肉跳，呕吐痰涎，脉弦滑等。严重者可见昏迷抽搐。本病可见于现代医学中的脑型疟疾。

【译文】

李性平。主治妇女突然患赤白带下：取李树朝东面的树皮，去掉外层的粗皱皮，火炙，使它散发出香味，呈焦黄色。再用水三升，煮李树皮，取汁，去药渣，口服，一天吃两次，有效。

谨按：生李子也可消骨头关节之间的劳热，但不可多吃。和水一起吃，将引发痰疟病。

鼠 李[1]

微寒。主腹胀满。其根有毒，煮浓汁含之治蜃齿[2]。并疳虫蚀人脊骨者[3]，可煮浓汁灌之良。

其肉：主胀满谷胀[4]，和面作饼子，空心食之，少时当泻。

其煮根汁，亦空心服一盏，治脊骨疳。

【注释】

〔1〕鼠李：此据《证类本草》所引。另《嘉祐本草》在"李"条下引有"牛李"，亦即鼠李，其文多同："又，牛李：有毒。煮汁使浓，含之治䘌齿。脊骨有疳虫，可后灌此汁，更空腹服一盏。其子中人：主鼓胀。研和面作饼子，空腹食之，少顷当泻矣。"译文兼参《嘉祐本草》。鼠李为鼠李科植物鼠李 *Rhamnus davurica* Pall. 以及同属植物冻绿 *R. utilis* Dene 的树皮及根。含多种蒽醌类，可泻下。成熟的果实反复蒸曝后浸酒，服之下瘀血。

〔2〕䘌齿：即龋齿，俗称虫牙。

〔3〕疳（gān）虫：古人或认为疳积病因之一是因疳虫引起的。疳虫主要指肠寄生虫。疳证后期，小儿形体极度消瘦，脊骨显露，是为脊骨疳。或以为是疳虫消蚀人的脊柱骨所致。

〔4〕其肉主胀满谷胀：此据《证类本草》。《嘉祐本草》则引作"其子中人主鼓胀"。二者药用部位及主治均不相同，但从治疗角度来看，二说均可通。鼓胀是中医病名，症见腹部胀大，肚皮上青筋显露，四肢不肿，或虽肿而不厉害。现多种原因引起的腹水可属此病。

【译文】

鼠李性微寒。能消除腹中胀满。鼠李根有毒，用此煮浓汁，口含其汁，治䘌齿。治疗疳虫侵蚀人脊椎骨，可取鼠李根煮取浓汁，［给小儿］灌服，效果好。

鼠李的果肉，可以消除因过量的饭食引起的腹中胀满。［将果肉］和面粉做成饼子，空腹食用，不用多久就会腹泻。也可在空腹时服一盏煎煮的鼠李根的汁液，用以治疗脊骨疳。

羊（杨）梅[1]

温。右主［和］藏腑[2]，调腹胃[3]，除烦愦[4]，消恶气，去痰食。［亦］不可多食，损人［齿及］筋［也］，然［甚能］断下痢[5]。

又，烧为灰［亦］断下痢。其味酸美，小有胜白梅[6]。

又，取干者⁽⁷⁾，常含一枚，咽其液，亦通利五藏，下少气。

若多食，损人筋骨。甚酸之地，是土地使然。若南人北，杏亦不食；北人南，梅乃唹多⁽⁸⁾。皆是地气郁蒸，令烦愦，好食斯物也⁽⁹⁾。

【注释】

〔1〕羊梅：即杨梅。为杨梅科植物杨梅 *Myrica rubra* Sieb. et Zucc. 的果实。主含葡萄糖、果糖、柠檬酸、苹果酸等物质。果实新鲜食用，或用盐藏、蜜渍、糖收等法加工后供食用均可。生津解渴，和胃消食。

〔2〕和：卷子本脱，据《嘉祐本草》《证类本草》补。

〔3〕调腹胃：《嘉祐本草》作："能涤肠胃"，《证类本草》作："和五藏腹胃"。

〔4〕愦：卷子本作"溃"，据《证类本草》改。另《嘉祐本草》(《大观本草》引)误作"燥"。

〔5〕亦……下痢：本条括号中文卷子本脱。《证类本草》作："亦不可久食，损齿及筋也。甚能断下痢。"据此补缺文。

〔6〕又，烧……白梅：《嘉祐本草》引作："亦能治痢，烧灰服之。"卷子脱"亦"字，因补。

〔7〕取干者：《证类本草》作"白梅未干者"。按"杨梅"条下，似不应出"白梅"方。

〔8〕梅乃唹多：此据《证类本草》。卷子本原作"梅亦不唹"，两相矛盾。今据下文"皆是地气郁蒸，令烦愦，好食斯物也"，当以《证类本草》义长，因改。"梅"，一般指梅子。"杨梅"条引此文，似乎不妥，姑存其旧。

〔9〕若多……斯物也：此条《证类本草》作："其酸醋之物，自是土地使然。若南方人北居，杏亦不食；北地人南住，梅乃唹多。岂不是地气郁蒸，令人烦愦，好食斯物也。"录此备参。

【译文】

杨梅性温。能调和脏腑、肠胃，免除心烦意乱，消除恶气，排去痰浊结实。也不可多吃，容易损坏人的牙齿和筋骨，但对治疗痢疾十分有效。

又，杨梅烧成灰，也能止痢疾。其味酸美，比白梅的味道稍微好些。

又，取干杨梅，经常口含一枚，咽下它的汁液，也可使五脏通畅、功能正常，稍有下气作用。

如果过多食用酸东西，会损人的筋骨。凡产酸果子的地方，都是当地土壤使它变成这样。假如南方人到北方去住，他不会想吃杏子；但北方人住在南方，却喜欢大吃梅子。都是因南方地气蒸腾郁闷，使人心烦意乱，才喜欢吃这样的酸东西。

胡　桃⁽¹⁾

平。右［卒］不可多食⁽²⁾。动痰［饮］⁽³⁾。

案经：除去风，润脂肉，令人能食。不得多食之，计日月，渐渐服食⁽⁴⁾。通经络气，［润］血脉⁽⁵⁾，黑人髭发⁽⁶⁾、毛落再生也。

又，烧至烟尽，研为泥，和胡粉为膏⁽⁷⁾。拔去白发，傅之即黑毛发生⁽⁸⁾。

又，仙家压油，和詹香涂黄发，便黑如漆，光润。

初服日一颗，后随日加一颗。至廿颗，定得骨细肉润⁽⁹⁾。

又方，［能差］一切痔病⁽¹⁰⁾。

案经：动风，益气，发痼疾。多吃不宜。

【注释】

〔1〕胡桃：又名核桃。为胡桃科植物胡桃 *Juglans regia* L. 的种仁。富含脂肪油。味甘，能润肺补肾，止咳平喘，润肠通便。

〔2〕卒：卷子本脱，据《医心方》补。

〔3〕饮：卷子本脱，据《嘉祐本草》《医心方》补。

〔4〕不得……服食：此句《医心方》作"计日月，渐服食"；《嘉祐本草》作"不得并，渐渐食之"。今参下文服食胡桃方法予以意译。

〔5〕润：卷子本脱，据《嘉祐本草》补。

〔6〕髭发：此据卷子本。《嘉祐本草》《医心方》均作"鬓发"。

〔7〕胡粉：即用铅加工制成的铅粉（碱式碳酸铅）。

〔8〕又，烧……发生：本条《医心方》作"孟诜食经治白发方：胡桃烧

令烟尽，研为泥，拔白毛，付之即生毛。"

〔9〕初服……肉润：此方《嘉祐本草》作："又，服法：初日一颗，五日加一颗，至二十颗止之。常服骨肉细腻光润。"此服法似乎更合情理。

〔10〕能差：卷子本脱。据《医心方》此方作"能差一切痔病"，《嘉祐本草》作"能养一切老痔疾"，当从《医心方》，补括号中文。

【译文】

胡桃性平。不可吃得太多，否则会引发痰饮。

谨按：能驱除风邪，使肌肤丰润，令人增加饭量。但不宜多服，必须在一定的时间内，逐渐加大服用量。可以使经脉畅通，血脉滋润，能使人的须发变黑，毛发脱落的还可以再次萌生。

又，将胡桃烧到烟尽为止，研烂成泥状，和胡粉一起做成膏。然后把白头发拔去，敷上药膏，黑毛发就会生长起来。

又，学习神仙术的人将胡桃压榨后取油，和詹香一起涂抹发黄的头发，可使头发很快黑得像漆一样光润。

〔服食胡桃的方法：〕一开始每天吃一颗，以后每天增服一颗，到了每天可服二十颗时，一定会使人骨骼致密、肌肤细腻润泽。

又，能治愈各种痔病。

谨按：〔胡桃〕能引动体内风气，可以补气，但又可引发经久不愈的疾病。不宜多吃。

藤 梨[1]

寒。右主下丹石，利五藏。其熟时，收取瓤和蜜煎作煎[2]。服之去烦热，止消渴。久食发冷气，损脾胃。

【注释】

〔1〕藤梨：《证类本草》引于"猕猴桃"条下，云："候熟收之，取瓤和蜜煎作煎。去人烦热。久食亦得。令人冷，能止消渴。"藤梨又名羊桃、猕猴桃，为猕猴桃科植物猕猴桃 Actinidia chinensis Planch 的果实。生食甘酸香美，亦可制成果浆、果脯。近年或用于防治消化系统癌症。

〔2〕煎：《大观本草》作"膏"。膏、煎，中药剂型名。系将药物加水煎

熬，并加入蜂蜜或糖煎熬而成的稠厚的膏状物。

【译文】

　　藤梨性寒。功能消除服食丹石药的不良作用，有利于五脏。等它成熟后，取它的瓤肉，和蜂蜜一起煮熬成膏煎。服用［藤梨煎］可以消除心中烦热，治疗消渴。长期食用能引发冷气，有损脾胃。

柰[1]

　　益心气，主补中膲诸不足气，和脾。卒患食后气不通，生捣汁服之。

【注释】

　　〔1〕柰：本品古代的原植物为蔷薇科植物新疆野苹果 *Malus sieversii*（Ledeb.）Roem. 的果实。性凉味甘，能生津润肺，开胃醒酒。生食、捣汁和熬膏均可。

【译文】

　　柰补益心气，还能补益中焦各脏腑的不足，调和脾胃。突然觉得进食以后饱闷胀满，［像是肠胃］不通畅似的，可以取生柰捣烂取汁服用。

橄　榄[1]

　　主鲭鱼毒，［煮］汁服之[2]。中此鱼肝、子毒，人立死，惟此木能解。
　　出岭南山谷。大树阔数围，实长寸许。其子先生者向下，后生者渐高。至八月熟，蜜藏极甜。

【注释】

〔1〕橄榄（yǎn）：即橄榄，又名青果。为橄榄科植物橄榄*Canarium album*（Lour.）Raeusch的果实。性平，味甘酸涩。清肺，利咽，生津，解毒，用作缓和滋养剂。

〔2〕主……服之：考《开宝本草》："疗鳜鲐鱼（即河豚）毒，可煮汁服之必解"，与本条相近，故补"煮"字。

【译文】

橄榄可解救河豚鱼中毒，［可煮橄榄］汁饮服。吃河豚鱼的肝和鱼子引起中毒，人立刻就会死亡，只有这种橄榄树能解其毒。

［这种树］生长在岭南山谷，大的树干几个人牵起手来才抱得拢。果实有一寸来长。先长出来的果实在下方，后长出来的果实位置逐渐升高。到八月间成熟，用蜜淹藏，极甜。

卷 中

麝 香[1]

作末服之，辟诸毒热，煞蛇毒，除惊怪恍惚[2]。蛮人常食。似獐肉而腥气。蛮人云：食之不畏蛇毒故也。

脐中有香[3]，除百病，治一切恶气疰病。研了，以水服之。

【注释】
〔1〕麝香：为鹿科动物原麝 *Moschus moschiferus* L.等同属动物的雄兽香腺囊中的分泌物。为中医临床开窍辟秽、通络散瘀要药，含麝香酮等芳香成分。
〔2〕怪：《政和本草》改作"怖"。
〔3〕脐：此处即香腺囊的俗称。

【译文】
麝香研末服用，可消除各种毒热，解蛇毒，治疗因受惊吓引起的精神恍惚。边陲少数民族的人们经常吃麝肉，此肉气味象獐肉，但带点腥气。他们说吃麝肉是为了不怕蛇毒的缘故。

麝的脐中有香，可以解除百病，治疗一切恶气引起的慢性传染病。将麝香研磨后，用水送服。

熊[1]

脂：微寒，甘滑。冬中凝白时取之，作生无以偕也[2]。脂入拔白发膏中用，极良。脂与猪脂相和燃灯，烟入人目中，令失光明。缘熊脂烟损人眼光。

肉：平，味甘，无毒。主风痹筋骨不仁。若腹中有积聚寒热者，食熊肉永不除差。

其骨煮汤浴之，主历节风[3]，亦主小儿客忤[4]。

胆：寒。主时气盛热，疳䘌，小儿惊痫[5]。十月勿食，伤神。

小儿惊痫瘛疭，熊胆两大豆许，和乳汁及竹沥服并得，去心中涎良。

【注释】

〔1〕熊：为熊科动物黑熊 *Selenarctos thibetanus* G. Cuvier 或棕熊 *Ursus arctos arctos* L.。其脂肪油即熊脂，另骨、肉、胆均可作药用。熊胆为名贵中药材，有显著的解痉、抗惊厥作用。熊掌（足掌）含丰富的脂肪、粗蛋白质等，为珍贵的菜肴和补品。

〔2〕作生无以偕也：考古代熊脂以熊白（即背上的脂肪）为佳。《本草经集注》载："其腹中肪及身中膏，煎取，可作药，而不中啖。"作生，似指未经加工处理。

〔3〕历节风：中医病名。又名痛风，痹证的一种。症见关节肿痛，游走不定，痛势剧烈，屈伸不利，昼轻夜重。或见关节红肿热痛。

〔4〕小儿客忤：中医病名。小儿突然受惊吓，引起吐泻、腹痛，睡卧不安，经常手足抽搐等症状。

〔5〕惊痫：中医病名。症状轻的仅见身热面赤，睡眠不安，时常惊醒，但不抽搐，这叫"惊"；重者眼往上翻，身体强直，手足蜷缩，经常抽搐，这叫"痫"。后世多称此为急惊风。每因惊恐而引起。

【译文】

熊的脂肪性微寒，味甘而滑。待到冬季熊背上的脂肪凝聚时才可杀熊取用。[熊身上别处的脂肪]不能和直接从熊背上取用的脂肪相比。熊脂调进拔白头发的膏剂中使用，效果极好。熊脂和猪脂掺和点灯，其油烟飘进了人眼，可引起失明。这是因为熊脂的油烟能损害人眼的视力。

熊肉性平，味甘，无毒。主治风痹，筋骨[失去正常功能]，感觉丧失。如果腹中原来就有寒热之邪聚集的人误吃了熊肉，那么他的病永远也治不好。

熊骨用来煮汤洗澡，可治疗历节风，也可治疗小儿客忤。

熊胆性寒。主治时令不正之气引起的高烧，疳蜃，小儿惊痫。十月不能吃熊胆，伤人神气。

小儿惊痫，手足抽搐，用两颗大豆那样大小的熊胆［干粉］，调和人乳汁及竹沥一起服用，可消除心中的痰涎。

牛[1]

牛者稼穑之资，不多屠杀。自死者，血脉已绝，骨髓已竭，不堪食。黄牛发药动病，黑牛尤不可食。黑牛尿及屎，只入药。

又，头、蹄：下热风，患冷人不可食。

肝：治痢。又，肝醋煮食之，治瘦。

肚：主消渴，风眩，补五藏，以醋煮食之。

肾：主补肾。

髓：安五藏，平三焦，温中。久服增年。以酒送之。黑牛髓，和地黄汁、白蜜等分，作煎服之，治瘦病。恐是牛脂也。

粪：主霍乱，煮饮之。乌牛粪为上。又，小儿夜啼，取干牛粪如手大，安卧席下，勿令母知，子、母俱吉。

又，妇人无乳汁，取牛鼻作羹，空心食之。不过三两日，有汁下无限。若中年壮盛者[2]，食之良。

又，宰之尚不堪食，非论自死者。其牛肉取三斤，烂切，将啖解槽咬人恶马，只两啖后，颇甚驯良。若三五顿后，其马狞狚不堪骑。十二月勿食，伤神。

【注释】

〔1〕牛：为牛科动物黄牛 *Bos taurus domesticus* Gmelin 及水牛 *Bubalus bubalis* L.。牛身体许多部位可供食用及入药，尤以牛肉、牛乳及牛内脏（肝、肾、胃等）最为常用。牛肉含多种营养成分，所含蛋白质有多种人体必需的氨基酸，故营养价值很高。可补脾，益气血，强筋骨。牛乳（见下条）的营养成分也十分丰富，可滋养血脉脏腑，生津润肠，为补养佳品。

〔2〕若：此据《大观本草》。《政和本草》作"苦"。

【译文】

牛是农业生产的依靠，不能过多屠杀。自己死亡的牛，它的血脉已断绝，骨髓已枯竭，不可作为食用。黄牛能加剧药物的副作用，引发体内原有的疾病。黑牛尤其不能吃。黑牛尿及黑牛屎，只能作为药用。

又，牛头、牛蹄，可以消除风热之邪，患寒性疾病的人不可食用。

牛肝治疗痢疾。又，牛肝用醋煮后食用，可治消瘦。

牛肚主治消渴，头晕眼花。补益五脏，可用醋煮牛肚食用。

牛肾能补养肾脏。

牛骨髓使五脏、三焦的功能正常调顺，温暖中焦。长期服用使人长寿。可用酒送服。黑牛骨髓，和等分的地黄汁、白蜜，久煎成膏，食用它可以治疗消瘦。恐怕［牛髓］是牛脂肪［之误］。

牛粪主治霍乱，可煮牛粪汁饮用。乌牛粪最好。又，小儿夜间哭闹，可取像手掌那么大的一块干牛粪，安放在床席的下边，不可让做母亲的知道，这样孩子和母亲都会平安。

又，妇女［生育后］没有乳汁，可用牛鼻子煮成浓浓的羹汁，空腹时吃下。要不了两三天，大量乳汁流出。中年肥壮的妇女，吃牛鼻羹很好。

又，被人屠宰的牛尚且不能供食用，更不消说自己死亡的牛了。取牛肉三斤，切得很碎，用它来喂那种脱槽咬人的恶马。只要吃上两次，恶马就会变得十分驯服。如果给马吃上三五顿牛肉，那么这马就会变得驽钝，没法供骑坐了。十二月不宜吃牛肉，伤人神气。

牛　乳

寒。患热风人宜服之。患冷气人不宜服之。

乌牛乳酪：寒。主热毒，止渴，除胸中热。

【译文】

牛乳性寒。适合于患风热病证的人饮用。患寒性疾病的人不宜服用。

乌牛乳酪性寒。主治热毒病证，止口渴，清除胸中的热邪。

羊⁽¹⁾

角：主惊邪，明目，辟鬼，安心益气。烧角作灰，治鬼气并漏下恶血⁽²⁾。

羊肉：温。主风眩瘦病，小儿惊痫，丈夫五劳七伤⁽³⁾，藏气虚寒⁽⁴⁾。河西羊最佳⁽⁵⁾，河东羊亦好。纵驱至南方，筋力自劳损，安能补益人？

羊肉：妊娠人勿多食。患天行及疟人食，令发热困重致死。

头肉：平。主缓中，汗出虚劳，安心止惊。宿有冷病人勿多食。主热风眩，疫疾⁽⁶⁾，小儿痫。兼补胃虚损及丈夫五劳骨热。热病后宜食羊头肉。

肚：主补胃病虚损，小便数，止虚汗。以肥肚作羹食，三五度差。

肝：性冷。治肝风虚热，目赤暗痛，热病后失明者，以青羊肝或子肝薄切，水浸傅之，极效。生子肝吞之尤妙。主目失明，取杀羊肝一斤，去脂膜薄切，以未著水新瓦盆一口，揩令净，铺肝于盆中，置于炭火上煿，令脂汁尽。候极干，取决明子半升，蓼子一合，炒令香为末，和肝杵之为末。以白蜜浆下方寸匕。食后服之，日三，加至三匕止，不过二剂，目极明。一年服之妙，夜见文字并诸物。其粘羊⁽⁷⁾，即骨历羊是也⁽⁸⁾。常患眼痛涩，不能视物，及看日光并灯火光不得者，取熟羊头眼睛中白珠子二枚，于细石上和枣汁研之，取如小麻子大，安眼睛上，仰卧，日二夜二，不过三四度差。

羊心：补心肺，从三月至五月，其中有虫如马尾毛，长二三寸已来。须割去之，不去令人痫。

羊毛：醋煮裹脚，治转筋。又，取皮去毛煮羹，补虚劳。煮作臛食之，去一切风，治脚中虚风。

羊骨：热。主治虚劳，患宿热人勿食。

髓：酒服之补。

血：主女人风血虚闷。

头中髓：发风。若和酒服，则迷人心，便成中风也。

羊屎：黑人毛发。主箭镞不出。粪和雁膏傅毛发落，三宿生。

白羊黑头者，勿食之，令人患肠痈[9]。一角羊不可食。六月勿食羊，伤神。

谨按：南方羊都不与盐食之，多在山中吃野草，或食毒草。若北羊，一二年间亦不可食，食必病生尔。为其来南地食毒草故也。若南地人食之，即不忧也。今将北羊于南地养三年之后，犹亦不中食，何况于南羊能堪食乎？盖土地各然也。

【注释】

〔1〕羊：为牛科动物山羊 *Capra hircus* L. 和绵羊 *Ovis aries* L.。其身体多种部位均可作药用，如角、肉、肝、肚（胃）、骨、心、血、皮等。羊肉是传统的冬令补养佳品，大补虚劳，治血虚有寒的腹痛。

〔2〕漏下：见龟甲条"漏下赤白"注。 恶血：瘀血的一种。指溢于经脉之外、积存于组织间隙的坏死血液，又叫"败血"。

〔3〕五劳七伤：五劳可指因五种状态（久视、久卧、久坐、久立、久行）及五种情志（志劳、思劳、心劳、忧劳、瘦劳）引起的人体损伤。七伤亦为一系列病证的统称：一说指食、忧、饮、房室、饥、劳、经络营卫伤；一说为男子亏损的七个症状：阴寒、阴痿、里急、精连连、精少阴下湿、精清、小便频数或突然中断。本条五劳七伤，乃虚损证的泛称。

〔4〕脏气虚寒：脏腑正气虚，兼出现一些内寒的证候。如形寒怕冷，口泛清涎，脘腹胀痛，得热则舒，小便清长，大便稀薄，舌淡苔白，脉沉迟缓弱等。

〔5〕河西：唐方镇名，治所在凉州（今甘肃武威）。辖境相当于今甘肃省河西走廊。下文河东，治所在今山西太原。辖境相当于今山西内长城以南，中

阳、灵石、沁源、榆社、左权以北地区。

〔6〕疫疾：原文如此，即传染病。但据《唐本草》，羊头可"疗风眩瘦疾"；本品"羊肉"下，云可治"风眩瘦病"，疑疫疾乃瘦疾之误。

〔7〕羖（gǔ）：《大观本草》误作"牯"。通"羖"。

〔8〕骨历羊：即羖犐羊，又称羖羊或羖羊，即黑色的羊。又寇宗奭称此羊"毛最长而厚"，则当属绵羊。

〔9〕肠痈：中医病名。症见小腹疼痛，按之更甚，时时发热恶寒。包括急性阑尾炎、阑尾周围脓肿等病。

【译文】

羊角主治惊吓［引起的病证］，可明目，辟除鬼邪，安心，益气。将羊角烧成灰，可用于治疗鬼气，以及妇女漏下恶血。

羊肉性温。主治头晕目眩，消瘦，小儿惊痫，男子五劳七伤，脏气虚寒。河西产的羊最佳，河东的羊也很好。把这些羊驱赶到南方，［途中］羊的筋骨气力因劳累而受到损害，怎么能对人有补益作用呢？

羊肉，妊娠的妇女不能多吃。得了传染病和疟疾的人吃了羊肉，会使病人发热，身体感到疲乏沉重，导致死亡。

羊头肉性平。可以使中焦和缓，治疗虚劳、汗出，能安心镇静。原来就有冷病在身的人不要多吃。主治热邪引起的头晕目眩，疫疾，小儿惊痫。还可以补益胃肠虚损和男子的虚劳骨热。患外感热性病后适合于进食羊头肉。

羊肚能补益胃肠不足引起的虚损、小便次数多，止虚汗。取肥肚煮成羹汤食用，三五次就可治愈。

羊肝性冷。治疗肝阴虚生内热，虚风上扰，眼睛发红，看不清东西，兼有疼痛；或外感热性病之后失明的人，可用青羊肝或小羊的嫩肝切成薄片，水浸之后敷在有病的眼睛上，极有效。新鲜的嫩肝吞服，效果尤其好。治眼睛失明，用黑色公羊的肝一斤，去掉脂肪筋膜，切成薄片；再取一口没有沾过水的新瓦盆，把它揩干净，然后［把切好的］肝片铺在盆里，放在炭火上烘烤，使上面的脂肪汁液完全除尽。等肝片非常干燥以后，取决明子半升，蓼子一合，炒到发出香气后研成粉末，再和肝片一起捣成粉末。用白蜜浆水送服，每次服一方寸匕。吃饭以后服用，每天三次。［逐渐增加每次的服用量］，直到一次服三方寸匕为止。服不了两剂药，眼睛就会极其明亮。服用一年更好，晚上也能看见文字和各种东西。羫羊就是骨历羊。眼睛经常又痛又涩，不能看清东西，以及不能见日光和灯火光的患者，可取熟羊头眼睛中的白眼珠子两枚，在细腻的石块上和大枣汁一起研磨。取像小火麻子大小的药汁，安放在眼睛上，仰卧。白天上药两次，夜间两次。只要三四次就可治愈。

羊心补养人的心肺。从三月到五月，羊心中会有二三寸长像马尾毛似的虫子，必须把虫子割去，不去掉它会使人得痢疾。

羊毛用醋煮过后裹在脚上，可以治疗转筋。又，取羊皮，把毛去尽后煮成羹，有补益作用，治虚劳；如果煮成肉羹食用，可驱除一切风邪，治疗脚气病、脚软弱无力。

羊骨性热。主治虚劳。体内原有热邪的人不要食用。

羊骨髓用酒送服，有补益作用。

羊血主治妇女中风，血虚心闷。

羊头中的脑髓可引发风疾。如果和酒一起服用，就会使人的心神迷乱，可以导致中风。

羊屎可以使人的毛发变黑。治疗中箭后箭头［在肉里］出不来。用羊粪和雁的脂肪拌和后敷在毛发脱落的地方，经过三个晚上后毛发自生。

白羊、黑头，不能食用，会使人患肠痈。只有一只角的羊不可食用。六月不要吃羊肉，伤人神气。

谨按：南方的羊都不喂给它盐吃，多数让它们在山中吃野草，有时候就会吃上有毒的植物。像这样的羊来到北方，一两年之内也不能吃，吃了一定会生病。这是因为它们来自南方，吃过有毒植物的缘故。如果南方当地人吃了它，那没有什么可担心的。现在要是把北方的羊在南方养三年之后，也变得不适合食用，更何况本来就是南方的羊，它怎么可以供食用呢？这都是由于出产地不一样的缘故。

羊　乳

补肝肾气[1]，和小肠。亦主消渴，治虚劳，益精气，合脂作羹食，补肾虚。

羊乳治卒心痛，可温服之。亦主女子与男子中风。蚰蜓入耳，以羊乳灌耳中即成水。

又，主小儿口中烂疮，取粘羊生乳，含五六日差。

【注释】

〔1〕肝：《政和本草》作"肺"。

【译文】

羊乳补养肝（肺）肾之气，调和小肠。也主治消渴、虚劳，补益精气。羊乳和羊脂肪做成羹食用，可补养肾虚。

羊乳治疗卒心痛，可以温暖后再饮服。也主治男、女的中风。蚰蜓进到耳朵里，用羊乳灌进耳中，蚰蜓即化成水。

又，主治小儿口中生疮糜烂，可取黑色绵羊的新鲜乳汁口含，五六天就好了。

酥^{〔1〕}

寒。除胸中热^{〔2〕}，补五藏，利肠胃。

水牛酥功同，寒，与羊酪同功。羊酥真者胜牛酥。

【注释】

〔1〕酥：为牛乳或羊乳经提炼而成的酥油。

〔2〕除：《嘉祐本草》作"主"。

【译文】

酥性寒。消除胸中的热邪，补养五脏，通利肠胃。

水牛酥的功效也是一样，性寒，和羊酪具有相同的作用。真正的羊酥胜过牛酥。

酪[1]

寒。主热毒，止渴，除胃中热。患冷人勿食羊乳酪。

【注释】

〔1〕酪：为牛、马、羊、骆驼等的乳汁炼制而成的食品。味甘酸，能补肺养阴，润肠止渴。

【译文】

酪性寒。主治热毒，止渴，消除胃中的热邪。得了寒性疾病的人不要吃羊乳酪。

醍 醐[1]

平。主风邪，通润骨髓。性冷利，乃酥之本精液也。

【注释】

〔1〕醍醐：是牛羊乳炼制而成的以脂肪为主的食品，今称为"乳脂""奶油"。含多种营养成分，有滋阴止渴，滋燥通便等作用。

【译文】

醍醐性平。驱除风邪，滋润全身的骨髓。它具有寒凉、滑利的性质，是酥的基本的精华物质。

乳 腐[1]

微寒。润五藏，利大小便，益十二经脉。微动气。细切如豆，面拌，醋浆水煮二十余沸[2]，治赤白痢。小儿患，服之弥佳。

【注释】

〔1〕乳腐：为《嘉祐本草》新补药，云"见孟诜及萧炳"。乳腐，为牛乳等乳类经添加发酵物形成的加工品，又称乳饼，类似今奶酪、干酪（chees）。

〔2〕醋浆水：经过发酵的米汤水。

【译文】

乳腐性微寒，可滋润五脏，通利大小便，补益十二经脉。稍微有动气［的副作用］。把乳腐切成像豆粒大小的块，以面拌和，在醋浆水中煮二十余滚，食后可治赤白痢。小儿患［赤白痢］，服用乳腐更佳。

马[1]

白马黑头，食令人癫。白马自死，食之害人。

肉：冷，有小毒。主肠中热，除下气，长筋骨。

不与仓米同食，必卒得恶，十有九死。不与姜同食，生气嗽。其肉多著浸洗，方煮得烂熟，兼去血尽，始可煮食[2]。肥者亦然，不尔毒不出。

又，食诸马肉心闷，饮清酒即解，浊酒即加。

赤马蹄：主辟温疟[3]。

悬蹄：主惊痫。

又，恶刺疮，取黑駮马尿热渍，当虫出愈。数数洗之。

白秃疮[4]，以駮马不乏者尿，数数暖洗之十遍，差。

患丁肿，中风疼痛者，焆驴马粪，熨疮满五十遍，极效。

患杖疮并打损疮，中风疼痛者，炒马驴湿粪，分取半，替换热熨之[5]。冷则易之，日五十遍[6]，极效。

男子患[7]，未可及，新差后，合阴阳，垂至死，取白马粪五升，绞取汁，好器中盛停一宿，一服三合，日夜二服。

又，小儿患头疮，烧马骨作灰，和醋傅。亦治身上疮。

又，白马脂五两，封疮上。稍稍封之，白秃者发即生。

又，马汗入人疮，毒气攻作脓，心懑欲绝者，烧粟杆草作灰，浓淋作浓灰汁，热煮，蘸疮于灰汁中，须臾白沫出尽即差。白沫者，是毒气也。此方岭南新有人曾得力。

凡生马血入人肉中，多只三两日便肿，连心则死。有人剥马，被骨伤手指，血入肉中，一夜致死。

又，臆膁，次胪膁也[8]。蹄无夜眼者勿食[9]。

又，黑脊而斑不可食。患疮疥人切不得食，加增难差。

赤马皮临产铺之，令产母坐上催生。

白马茎：益丈夫阴气[10]。阴干者末，和苁蓉蜜丸[11]，空腹酒下四十丸，日再，百日见效。

［马心］[12]，患痢人不得食。

【注释】

〔1〕马：马科动物马 *Equus caballus* (L.) 的肉、骨、蹄甲、雄性外生殖器（白马茎）、心、肝、粪、尿等，在古代都可作药用。

〔2〕食：《政和本草》作"炙"。

〔3〕主辟温疟：此据《嘉祐本草》。《证类本草》作"辟温"。按"温"可指温病，即一类外感急性热病的总称，尤指春季发生的热性病。"温疟"则仅指一种疟疾。

〔4〕白秃疮：中医病名。即头癣、白癣。

〔5〕熨（wèi）：中医治法。将药物炒热后布包，热熨患处；或用药汁浸渍棉布，乘热熨敷。借药性及温暖作用，使患处气血流通，驱除病邪。

〔6〕日五十遍：《政和本草》作"满五十过"。

〔7〕男子患：此下似有脱文。考《本草拾遗》载："屎绞取汁，主伤寒时疾……及时行病起，合阴阳，重至死者。"此与本条下文相合，故男子所患，当为"时行病"。

〔8〕胪：《政和本草》作"驴"。原文作"臆膁，次胪膁也"。按《集韵》："臆膁，驴马腹腴。"胪，《广韵·九鱼》："腹前曰胪。"故臆膁与胪膁当指同类的马腹下的膘肉。臆为胸，与胪只有部位上的差异。胪，《政和本草》作"驴"，似亦可通，则前面的臆膁当特指马臆膁。

〔9〕夜眼：马前肢腕骨上和后肢跗骨下方的一部分无毛而又坚固的灰白

色胖脈体。

〔10〕阴气：阴气同阴器，代指性机能。

〔11〕苁蓉：中药名。为列当科植物肉苁蓉 *Cistanche deserticola* Y. C. Ma 带鳞片的肉质茎。性温，味甘咸。可补肾壮阳，润肠通便。

〔12〕马心：此下条文原引录于"马心"之下，故补药名。

【译文】

　　头是黑色的白马，吃了令人发癫。自己死亡的白马，吃了对人有害。

　　马肉性冷，有小毒。能清除肠中的热邪，下气，有助于筋骨生长。

　　不要将马肉和贮存了很久的米一起吃，否则一定会突然得很严重的疾病，十个患者有九个会死掉。不要和姜一起吃，会引起咳嗽气急。马肉要多用水浸并洗涮后才能煮得烂熟，还要把残血完全清除掉，才能供煮食。马的肥肉也必须这样处理，不这样的话，［马肉中的］毒出不来。

　　又，吃马肉后觉得胃脘满闷，饮用清酒就会解除症状，饮浊酒则反而加重症状。

　　赤马蹄可以防治温疟。

　　马悬蹄主治惊痫。

　　又，严重的刺伤引起溃烂，取黑色或毛色青白相杂的马撒的尿，趁热浸渍疮面，虫子就会被驱赶出来，疮口因此而愈。要经常洗疮面。

　　白秃疮，用毛色青白相杂、不容易疲乏的马撒的尿，经常趁热清洗疮面，洗十次可以治愈。

　　患疔疮肿毒，又受风引起疼痛，可以用驴、马的粪便炒热后，熨敷疮肿。熨够了五十遍，非常有效。

　　患杖疮以及跌打损伤所致的创伤，因受风引起疼痛，可以将马和驴的湿粪炒热，分成两份［包好］，替换着热熨创口。冷却了之后再换热的。每天熨五十次，非常有效。

　　男子患［季节流行病］，没有彻底治愈，或刚刚病好，就过早同房［而引起疾病］，已临近死亡，可取白马粪五升，［布包后］绞取其中的汁液，盛放在完好的容器中，过一个晚上。一次饮服三合，一昼夜服两次。

　　又，小儿头上生疮，将马骨烧成灰，和醋外敷。也可治身上生疮。

又，白马的脂肪五两，封盖在疮面上。只要略微封涂疮面，患白秃疮的人立刻就会长出头发。

又，马的汗水进入了人的疮口，毒气引起化脓，心烦闷得要死，取粟的茎秆烧成灰，用水淋灰，过滤，制成很浓的灰汁，加热煮开，蘸上灰汁浸渍疮口，不一会儿疮口冒出白沫。白沫不再冒出，病也就好了。这种白沫，就是毒气。此方在岭南刚有人用它取得了疗效。

凡是生马血进入人的肌肉中，最多三两天就会肿起来，［肿势］危及心脏人就会死。有人剥马，被马骨伤及手指，马血进入肉中，一夜就死亡。

又，臆腾，是比较差的腹前的肥肉。蹄部没有夜眼的马不能吃。

又，脊背黑色而有斑点的马不可食。患有疥疮的人千万不能吃马肉，会使病情加重，难以痊愈。

产妇快要分娩时，铺上赤马的皮，让她坐在上面，可以加快分娩。

白马的阴茎可以补益男子的阴气。将白马阴茎阴干，加工成粉末，和肉苁蓉一起制成蜜丸。每次空腹用酒送服四十丸，一天两次。连服百日有效。

马心患痢疾的人不能吃。

鹿[1]

鹿茸：主益气。不可以鼻嗅其茸。中有小白虫，视之不见，入人鼻必为虫颡，药不及也。

鹿头肉：主消渴，多梦梦见物[2]。

又，蹄肉：主脚膝骨髓中疼痛。

肉：主补中益气力。

又，生肉：主中风口偏不正。以生椒同捣傅之。专看正，即速除之。

谨按：肉：九月后、正月前食之⁽³⁾，则补虚羸瘦弱、利五藏，调血脉。自外皆不食，发冷病⁽⁴⁾。

角：主痈疽疮肿，除恶血。若腰脊痛、折伤，多取鹿角并截取尖，错为屑，以白蜜五升淹浸之，微火熬令变色，曝干，更捣筛令细，以酒服之。令人轻身益力，强骨髓，补阳道、绝伤。

角：烧飞为丹，服之至妙。但于瓷器中或瓦器中寸截，用泥裹，大火烧之一日，如玉粉；亦可炙令黄，末，细罗，酒服之益人。若欲作胶者，细破寸截，以馈水浸七日，令软方煮也。

又，妇人梦与鬼交者，鹿角末三指一撮，和清酒服，即出鬼精⁽⁵⁾。

又，女子胞中余血不尽、欲死者，以清酒和鹿角灰服方寸匕，日三夜一，甚效。

又，小儿以煮小豆汁和鹿角灰，安重舌下⁽⁶⁾，日三度。

骨：温。主安胎，下气，杀鬼精，可用浸酒。凡是鹿白臆者，不可食。

【注释】

〔1〕鹿：为鹿科动物梅花鹿 *Cervus nippon* Temminck 和马鹿 *C. elaphus* L.。雄鹿未骨化的幼角称为"鹿茸"，已骨化成熟的角即鹿角，二者功效不完全相同。鹿茸补精壮阳，鹿角强筋骨，补腰肾，通乳祛瘀。鹿一身皆可入药，补益人体。

〔2〕多梦：《嘉祐本草》作"夜"。

〔3〕九月后、正月前食之：此据《证类本草》。《嘉祐本草》引作："九月已后，正月已前堪食之也。"

〔4〕病：《政和本草》作"痛"。

〔5〕妇人……鬼精：此方与《证类本草》引《百一方》当出一源。原引作："若男女喜梦与交通，致恍惚者方：截鹿角屑三指撮，日二服，酒下。《食疗》同。"

〔6〕重舌：中医病名。病发于舌下，可见血脉胀起，形如小舌，或红或紫，或连贯而生，状如莲花；伴见身发潮热，头项强痛，饮食难下，言语不清，口流清涎。患部日久可溃烂。治疗时可用清热解毒药内服，并配合外敷、

漱口药或放血疗法。

【译文】

鹿茸可以补气。不能用鼻子［贴近］嗅闻鹿茸。茸中有小白虫，肉眼看不见。虫子钻入鼻子，必定会引起虫颡。对这种病，药物是无能为力的。

鹿头肉治疗消渴，多梦，梦见东西。

又，鹿蹄肉主治脚膝骨髓中感到疼痛。

肉可以补益中焦，增强气力。

又，生鹿肉主治中风、口歪向一侧。可用生花椒和生鹿肉一起捣烂外敷脸部，只要一看到口不再歪斜、恢复原样，就得很快地去掉外敷的东西。

谨按：鹿肉：九月以后、正月以前吃鹿肉，就能补益虚羸、瘦弱，有利于五脏，调和血脉。除此以外［的月份］都不可吃鹿肉，否则容易引发冷病。

鹿角主治痈疽疮肿，消散恶血。假如腰脊痛、骨折损伤等，多取鹿角，专门截取角尖的部分，锉成细末；用五升白蜜将鹿角粉屑浸没，用小火煎熬，使它稍微改变颜色，再曝晒干燥；又进一步捣细、过筛，使它的粉屑更为细小。服用时用酒送下。可以使人身体轻健，增强气力，充实骨髓，补益阳道的严重损伤。

鹿角火烧后细研成粉末，制成丹药，服用后特别有效。只要将鹿角截成寸把长的段子，用泥巴裹住，放进瓷器或瓦器中，用大火烧它一天，鹿角就会变成玉粉一样。也可以将鹿角用火烤炙，使它的颜色变黄，再研成粉末，过细筛子；用酒送服，对人有补益作用。如果想制成鹿角胶的话，可将鹿角破成细条，截成寸把长的小段，再用蒸饭用过的水浸泡七天，使它变软之后才上锅煮熬。

又，妇女梦中恍惚与鬼交媾，取一撮鹿角粉末，和清酒一起服用，就可驱除鬼魅精邪。

又，妇女子宫中残余的血排出不完全，几乎要死去，用清酒送服鹿角灰一方寸匕，白天一日三次，夜里一次，很有效果。

又，将煮好的小豆汁拌和鹿角灰，放置在小儿的重舌之下，每天三次。

鹿骨性温。能安胎，下气，消除鬼魅精邪。可用鹿骨浸酒服。

凡是胸前白色的鹿，都不可食用。

黄 明 胶 （1）

傅肿四边，中心留一孔子，其肿即头自开也。

治咳嗽不差者，黄明胶炙令半焦为末，每服一钱匕，人参末二钱匕，用薄豉汤一盏八分 （2），葱少许，入铫子煎一两沸后，倾入盏，遇咳嗽时呷三五口后，依前温暖，却准前咳嗽时吃之也。

又，止吐血，咯血，黄明胶一两，切作小片子，炙令黄；新绵一两，烧作灰细研，每服一钱匕，新米饮调下，不计年岁深远并宜。食后卧时服。

【注释】

〔1〕黄明胶：据唐代《药性论》所记："白胶又名黄明胶。"且《证类本草》也将本条引列于"白胶"之下，则《食疗本草》的黄明胶当为白胶。《别录》载："（白胶）煮鹿角作之。"则当时黄明胶即鹿角胶。宋代以后，黄明胶逐渐变成用牛皮熬成的胶。

〔2〕盏：《大观本草》引作"一钱"。按：此方既用"钱匕"作计量单位，决不会夹入后世医方广为运用的"钱""分"（皆重量单位）。《普济方》引此方时作"薄豉汤一盏，入葱白少许"，故当以"一盏"为是。"八分"恐是衍文或误笔。

【译文】

用黄明胶外敷肿毒四周，仅中间留下一个孔洞的位置，肿毒就会形成一个脓头，自行溃破。

治疗咳嗽经久不愈：将黄明胶用火烤炙到半焦后，研成粉末，每次服一钱匕，人参末二钱匕；用稀薄的豆豉汤一盏，和少许的葱，放进药吊子里煎煮一两滚后，倒进杯中，每逢咳嗽时就呷三五口药液。然后还像以前那样将药液加热，仍然在每逢咳嗽时饮服药液。

又，止吐血、咯血：取一两黄明胶，切成小片子，经烤炙后使它颜色变黄；再取新的丝绵一两，烧成灰，［二物］研成细末，每服一钱匕，用当年收获的稻米煮成的米汤调服。不论［吐血、咯血的］年头有多长，都适用本方。吃饭以后、睡觉以前服用。

犀　角[1]

此只是山犀牛，未曾见人得水犀取其角。此两种者，功亦同也。其生角，寒。可烧成灰，治赤痢，研为末，和水服之。

又，主卒中恶心痛[2]，诸饮食中毒及药毒、热毒，筋骨中风，心风烦闷[3]，皆差。

又，以水磨取汁，与小儿服，治惊热。鼻上角尤佳。

肉：微温，味甘，无毒。主瘴气[4]、百毒，蛊疰邪鬼[5]，食之入山林，不迷失其路。除客热头痛及五痔、诸血痢。若食过多，令人烦，即取麝香少许，和水服之，即散也。

【注释】

〔1〕犀角：为犀科动物印度犀 *Rhinoceros unicornis* L.、爪哇犀 *R.sondaicu* Desmarest、苏门犀 *R.sumatrensis*（Fischer）等的角，用于清热解毒，凉血定惊。今已禁止使用。

〔2〕卒中恶：中医病证名。症见突然手足冰冷、皮肤起鸡皮疙瘩、面色青黑、精神失常；或说胡话、牙关紧闭；或头晕目眩、昏迷不省人事等等。因起病急促，古人或认为是中了邪恶鬼祟所致，故名中恶。

〔3〕心风：即心中风。症见多汗恶风，焦躁善怒，病重时说话不利索，面赤头痛，不能安卧。多因心受风生热引起。

〔4〕瘴气：一般指南方山林之间湿热蒸郁致人疾病的邪气。也特指疟疾（或瘴症），多发于西南地区。

〔5〕蛊（gǔ）疰：一作"蛊注"。中医病名。症见四肢浮肿，肌肉消瘦，皮肤干皱，咳嗽，腹水，有传染性。或认为此病类似今所谓肺结核、结核性腹膜炎。

【译文】

　　这只是山犀牛的角，还不曾见过有人捕到水犀牛而取它的角。山犀、水犀是两种动物，但功用相同。它的角生用，性寒。也可烧成灰，治赤痢，将犀角研成末，和水一起服用。

　　又，主治卒中恶、心痛，各种饮食中毒和药物中毒、热毒，筋骨感受风湿，心风烦闷，都可治愈。

　　又，犀角用水磨取汁，给小儿饮服，治惊风发热。犀牛鼻子上的角尤其有良效。

　　犀牛肉性微温，味甘，无毒。主治瘴气、各种毒物、蛊疰邪气。吃了犀牛肉进入山林，不会迷失道路。可以消除外邪引起的头痛，五痔，各种血痢。如果食犀牛肉过多，会令人烦闷。立即取麝香少许，用水送服，心烦就会消失。

犬[1]

　　牡狗阴茎：补髓。

　　犬肉：益阳事，补血脉，厚肠胃，实下焦，填精髓。不可炙食，恐成消渴。但和五味煮，空腹食之。不与蒜同食，必顿损人。若去血则力少，不益人。瘦者多是病，不堪食。

　　比来去血食之，却不益人也。肥者血亦香美，即何要去血？去血之后，都无效矣。

　　肉：温。主五藏，补七伤五劳，填骨髓，大补益气力。空腹食之。黄色牡者上[2]，白、黑色者次。女人妊娠勿食。

　　胆：去肠中脓水[3]。又，上伏日采胆，以酒调服之。明目，去眼中脓水。

　　又，白犬胆和通草、桂为丸服，令人隐形。青犬尤妙。

　　又，主恶疮痂痒，以胆汁傅之止。胆傅恶疮，能破血。有中伤因损者，热酒调半个服，瘀血尽下。

　　又，犬伤人，杵生杏仁封之差。

　　犬自死，舌不出者，食之害人。九月勿食犬肉，伤神。

【注释】

〔1〕犬：为狗科动物狗 *Canis familiaris* L.。狗肉、狗胆及雄狗的外生殖器（牡狗阴茎，或狗鞭）等均有疗效。狗肉为冬令常食补品，性热，有补中益气，温肾助阳之效。

〔2〕牡：《大观本草》作"壮"。

〔3〕肠中：《嘉祐本草》引作此。下一方为《证类本草》所引，载狗胆去"眼中脓水"，疑"肠中"为"眼中"之误。

【译文】

牡狗阴茎补益精髓。

犬肉有益于男子阳事，补益血脉，使肠胃功能健旺，下焦充实，填补精髓。不可将狗肉烤炙食用，恐怕会导致消渴病。只需要和一般的调料烹煮，空腹进食即可。不要和蒜一起吃，否则一定会立时对人造成损害。假如把狗血都排干净了，这样的狗肉作用不大，对人没有好处。瘦狗大多有病，不可供食用。

近来［人们］将狗肉洗去血再吃，但对人补益。肥壮的狗，它的血也很香美，为什么要去掉狗血呢？去尽狗血以后，狗肉就都无效了。

狗肉性温。补益五脏，治疗五劳七伤，填补骨髓，补益气力作用很强。宜空腹时进食。黄色雄狗最好，白色、黑色的狗比较次。妇女妊娠时不要吃狗肉。

狗胆可排除肠中的脓水。又，入伏那天采集的狗胆汁，用酒调服。可以明目，排除眼中的脓水。

又，白犬胆和通草、桂一起制成丸剂服用，可使人隐形。青犬的胆更妙。

又，治疗恶疮，疮面痂壳作痒，用胆汁外敷即止。胆汁敷恶疮，还能破瘀血。有受伤损的人，可用热酒调服半个狗胆的胆汁，瘀血全都排尽。

又，狗咬伤人，捣烂生杏仁封往伤口，可获愈。

自行死亡、舌头不伸出来的狗，吃了它对人有害。九月不要吃狗肉，伤人神气。

麢　羊[1]

北人多食。南人食之，免为蛇虫所伤。和五味炒之[2]，投酒中经宿，饮之，治筋骨急强中风。

又，角：主中风筋挛，附骨疼痛，生摩和水涂肿上及恶疮，良。

又，卒热闷，屑作末，研和少蜜服，亦治热毒痢及血痢[3]。伤寒热毒下血，末服之即差。又疗疝气。

【注释】

〔1〕麢（líng）羊：即羚羊，现代或考宋及宋以前的原动物为青羊 *Naemorhedus goral* Hardwicke 等多种动物，宋以后则主要为牛科动物赛加羚羊 *Saiga tatarca* L.。肉可食用，角为名贵的中药，有良好的平肝息风、清热镇惊及解毒作用。其原动物为珍稀动物，应加保护。

〔2〕五味：《政和本草》此后有"子"字。

〔3〕热毒痢：即热毒亢盛的一种痢疾，又称毒痢。症见痢下五色脓血，或如烂鱼肠，下血如猪肝色，心烦腹痛如绞。可见于重症细菌性痢疾、急性肠道阿米巴痢疾、沙门氏菌属食物中毒等。

【译文】

北方人经常食用羚羊。南方人吃它，是为了避免蛇虫咬伤。加作料炒羚羊肉，再将肉投放到酒里面过一夜，然后饮酒，可以治疗筋骨抽缩拘急强直，中风。

又，羚羊角主治中风引起的筋脉拘挛，骨头疼痛。将羚羊角和水磨汁，取汁涂在疮肿或恶疮之上，疗效很好。

又，突然发热烦闷，将羚羊角制成粉末，和少量的蜂蜜一起研磨后服用，也可以治热毒痢、血痢。

伤寒病，因热毒内盛引起便血，将羚羊角研末服用就可治愈。又可治疗疝气。

虎⁽¹⁾

肉：食之入山，虎见有畏，辟三十六种精魅⁽²⁾。

又，眼睛：主疟病，辟恶，小儿热、惊悸。

胆：主小儿疳痢，惊神不安，研水服之。

骨：煮汤浴，去骨节风毒。

又，主腰膝急疼，煮作汤浴之；或和醋浸亦良。主筋骨风急痛，胫骨尤妙。

又，小儿初生，取骨煎汤浴，其孩子长大无病。

又，和通草煮汁，空腹服半升。覆盖卧少时，汗即出。治筋骨节急痛。切忌热食，损齿。小儿齿生未足，不可与食，恐齿不生。

又，正月勿食虎肉。

膏：内下部，治五痔下血。

【注释】

〔1〕虎：为猫科动物虎 *Panthera tigris* L.。其骨骼（虎骨）、肉、眼睛、胆、脂肪油（虎膏）等过去都曾作药用。为珍稀保护动物，今已禁用。

〔2〕三十六种精魅：泛指山林间可以致病的各种因素。

【译文】

虎肉，吃了虎肉进山里，老虎见了会害怕。可避除三十六种精怪鬼魅。

又，虎眼睛可主治疟疾，避除恶邪，治小儿热邪和惊悸。

虎胆：主治小儿疳痢，因受惊而引起精神不安，可将虎胆加水研磨后服用。

虎骨煮水供洗浴用，可消除骨节间的风毒。

又，主治腰膝拘急挛缩引起的疼痛，将虎骨加水煮开，取水洗浴患部；有时将虎骨和醋一起浸渍也有良效。治疗筋骨风紧急拘挛疼痛，用虎的胫骨尤其妙。

又，小儿刚生下来，就用虎骨烧水洗浴，孩子长大无任何病痛。

又，虎骨和通草一起煮汁，空腹服药汁半升，立刻盖上被子躺一会儿，汗马上就会出来。此方可治筋骨关节拘挛疼痛。特别注意不要趁热吃［虎骨汤］，会损坏牙齿。小儿牙还没长齐，不可给他吃［虎骨汤］，否则恐怕牙齿不会再长了。

又，正月不要吃虎肉。

虎膏放进肛门里，可治五痔引起的便血。

兔⁽¹⁾

肝：主明目，和决明子作丸服之。

又，主丹石人上冲眼暗不见物，可生食之，一如服羊子肝法。

兔头骨并同肉：味酸。

谨按：八月至十月，其肉酒炙吃，与丹石人甚相宜⁽²⁾。注：以性冷故也。大都绝人血脉，损房事⁽³⁾，令人痿黄。

肉：不宜与姜、橘同食之，令人卒患心痛。不可治也。

又，兔死而眼合者，食之杀人。二月食之伤神。

又，兔与生姜同食，成霍乱。

【注释】

〔1〕兔：为兔科动物蒙古兔Lepus tolai Pallas及家兔Oryctolagus cuniculus domesticus（Gmelin）。兔肉性凉，味甘，有补中益气，凉血解毒之效。兔肝可以养肝明目。

〔2〕八月……相宜：《嘉祐本草》引作："八月止十一月可食，服丹石人相宜。"

〔3〕大都……房事：《嘉祐本草》引作："大都损阳事，绝血脉。"

【译文】

兔肝能明目，可和决明子制成药丸服用。

又，治疗服食丹石的人［出现热毒之气］上冲、眼睛昏蒙看不见东西，可生吃新鲜兔肝，好像服用羊的嫩肝一样。

兔头骨和兔肉一样，味酸。

谨按：八月到十月，兔肉和酒一起烤炙后食用，对服用丹石的人很适宜。这是因为兔肉性冷的缘故。多数情况下它能损伤人的血脉，也有损于房事，令人面色痿黄。

兔肉不适合和姜、橘一同进食，否则令人突然患心口疼痛，没法治疗。

又，兔子死了但眼睛闭合，吃了它会引起死亡。二月食兔肉会伤神。

又，兔肉与生姜一起进食，会导致大吐大泻。

狸[1]

骨[2]：主痔病，作羹臛食之。不与酒同食。

其头烧作灰，和酒服二钱匕，主痔。

又，食野鸟肉中毒，狸骨灰服之差[3]。

炙骨和麝香、雄黄为丸服，治痔及瘘疮。

粪：烧灰，主鬼疟[4]。尸疰[5]，腹痛，痔瘘，炙之令香[6]，末，酒服二钱，十服后见验。头骨最妙。

治尸疰邪气，烧为灰，酒服二钱，亦主食野鸟肉物中毒肿也[7]。再服之即差。

五月收者粪，极神妙。正月勿食，伤神。

【注释】

〔1〕狸：此药《嘉祐本草》《证类本草》所引有相似处，但出入甚多。今仍从原引，未加校合。狸在古代或用虎狸，即猫科动物荒漠猫 *Felis bieti* Milne-Edwardsmanul；或用猫狸，即今猫科动物豹猫 *Fellis bengalensis* Kerr。

〔2〕骨：据寇宗奭云："孟诜云：'骨理痔病，作羹臛食之。'然则骨如何作

羹？臛，肉羹也。"又苏颂云："肉主痔，可作羹臛食之。"《外台秘要》："治痔发疼痛，狸肉作羹食之良。"则此处"骨"当为"肉"。

〔3〕狸：《政和本草》作"烧"。

〔4〕鬼疟：疟疾的一种。古书载此病因人的气虚"神守不固"，鬼邪乘虚而入。除了有恶寒发热等疟疾症状外，兼见精神恍惚，喜怒无常，反复发作。

〔5〕尸疰：中医病名。即劳瘵，相当于今结核病。

〔6〕炙之：此处原无"狸骨"。据苏颂云："华佗方有狸骨散，治尸疰。"下文又有"头骨最妙"，故此方当用狸骨。

〔7〕鸟：《政和本草》误作"乌"。

【译文】

狸骨主治痔病。做成肉羹食用，不要和酒一起吃。

狸头烧成灰，用酒送服二钱匕，可以治痔病。

又，吃野鸟肉引起中毒，将狸骨烧灰服用后可痊愈。

将狸骨烤炙，和麝香、雄黄制成药丸服用，可以治痔疮及瘘疮。

狸粪烧成灰，主治鬼疟。尸疰，腹痛，痔瘘，可用［狸骨］烤炙到发出香气，研末，用酒送服二钱。服用十次以后可见效。狸头骨效果最好。

治尸疰邪气，将狸骨烧为灰，用酒送服二钱。也可治疗野鸟肉引起的中毒肿痛。服二次狸骨灰就会痊愈。

五月收集的狸粪极为神妙。正月不要吃狸肉，否则伤人神气。

獐〔1〕

肉：亦同麋，酿酒。道家名为"白脯"，惟獐鹿是也，余者不入。道家用供养星辰者，盖为不管十二属，不是腥腻也。

又，其中往往得香，栗子大，不能全香。亦治恶病。

其肉：八月止十一月食之，胜羊肉。自十二月止七月食，动气也。

又，若瘦恶者食，发痼疾也。

【注释】

〔1〕獐：原作"麞"，今简化为"獐"，为鹿科动物獐 *Hydropotes inermis* Swinhoe。其肉味美，为珍贵的野味之一。食之补益五脏，除风冷，下乳汁。

【译文】

獐肉和麋肉一样，可酿酒。道家所说"白脯"。只指獐和鹿的肉，其他动物的肉算不上。道家用獐肉来供奉星辰，因为它不列入十二属相，不能算是荤腥肥腻之物。

又，从獐身上往往能获得一种芳香分泌物，像栗子那么大，但常常是不完整的。这种香也可用来治疗恶病。

獐肉在八月至十一月间食用，胜过羊肉。自十二月到〔次年〕七月吃獐肉，容易引发气病。

又，如果形体消瘦得厉害的人吃了獐肉，可以引发久治不愈的老毛病。

豹[1]

肉[2]：补益人。食之令人强筋骨，志性粗疏，食之即觉也，少时消即定。久食之，终令人意气粗豪。唯令筋健，能耐寒暑。正月食之伤神。

脂：可合生发膏，朝涂暮生。

头骨：烧灰淋汁，去白屑。

【注释】

〔1〕豹：为猫科动物豹 *Panthera pardus* L.。豹肉、骨、脂肪油（豹脂）均可药用。豹骨用时需用麻油炸酥，或砂烫后醋淬，方可入药。

〔2〕肉：此下以《证类本草》所引为主。《嘉祐本草》作："肉食之，令人志性粗，多时消即定。久食令人耐寒暑。"

【译文】

豹肉对人体有补益作用。吃了使人筋骨强健，性情粗放。刚进食豹肉就能感觉到这一点，过一会儿这种感觉就会消失，性情也就恢复正常的安定状态。长期进食豹肉，终究会使人性情粗犷豪放，但可以使筋骨保持强健，能经得住严寒酷暑。正月吃豹肉，伤人神气。

豹脂可制生发膏。早上涂豹脂，晚上头发就长出来了。

豹头骨烧灰，用水淋洗，去头上的白屑。

猪[1]

肉：味苦，微寒。压丹石，疗热闭血脉。虚人动风，不可久食。令人少子精，发宿疹。主疗人肾虚。肉发痰，若患疟疾人，切忌食，必再发。

肾：主人肾虚，不可久食。

江猪[2]：平。肉酸。多食令人体重。今捕人作脯，多皆不识。但食，少有腥气。

又，舌：和五味煮取汁饮，能建脾，补不足之气，令人能食。

大猪头[3]：主补虚，乏气力，去惊痫、五痔，下丹石。

又，肠：主虚渴，小便数，补下焦虚竭。东行母猪粪一升，宿浸，去滓顿服，治毒黄热病。

肚：主暴痢虚弱。

【注释】

〔1〕猪：即猪科动物猪 Sus scrofa domestica Brisson。它的肉、脂肪、肝、肾（腰子）、胃（肚）、肠等均有治疗作用。猪肉食之润肠胃，生精液，丰肌体，泽皮肤，补肾滋肝。瘦肉清热止渴。猪腰子补肾，猪肝补肝明目。

〔2〕江猪：此或指猪的一种。李时珍曰："生江南者耳小，谓之江猪"。另一种指"江豚"，乃水生哺乳动物。

〔3〕大：此据《大观本草》。《政和本草》作"犬"，当误。

【译文】

猪肉味苦，性微寒。可以抑制丹石的热毒，治疗热邪闭阻血脉。虚弱的人［吃猪肉］会引动风疾，不可长期食用，否则令人少精，并引发旧时所患的风疹。主治人的肾虚证。猪肉可以引发痰疾。如果患疟疾，特别忌讳吃猪肉，否则一定会再次发作。

猪肾主治人的肾虚证，但不可长期食用。

江猪性平。它的肉味酸。过多食用会使人身体沉重。现在捕猎的人把江猪肉制成干肉，人们都没法辨别，只是吃起来稍为有些腥气。

又，猪舌和作料一起烹煮，取汤汁饮用，能使脾胃健旺，补益中气不足，使人饭量增加。

大猪头能补虚，消除疲乏，补益气力，治惊痫、五痔，消除丹石的热毒。

又，猪肠主治体虚口渴，小便频多，能补益虚竭的下焦。往东行走的母猪之粪一升，水浸过夜，滤去粪滓，一次服下，治疗热毒炽盛的黄疸和发热性外感病。

猪肚主治急性发作的痢疾引起的虚弱。

麋[1]

肉：益气补中，治腰脚。不与雉肉同食。

谨按：肉多无功用。所食亦微补五藏不足气。多食令人弱房，发脚气。

骨：除虚劳至良。可煮骨作汁，酿酒饮之，令人肥白，美颜色。

其角：补虚劳，填髓。理角法：可五寸截之，中破，炙令黄香后，末和酒空腹服三钱匕。若卒心痛，一服立差。常服之，令人赤白如花，益阳道。不知何因，与肉功不同尔。亦可煎作胶，与鹿角胶同功。

茸：甚胜鹿茸，仙方甚重。

又，丈夫冷气及风、筋骨疼痛，作粉长服。

又，于浆水中研为泥，涂面，令不皱，光华可爱。

又，常俗：人以皮作靴，熏脚气。

【注释】

〔1〕麋：为鹿科动物麋鹿 *Elaphurus davidanus* Milne-Edwards。又名"四不像"。原为我国特产动物，近代以来野生种已渐灭绝。今再引进麋鹿，人工饲养。

【译文】

麋肉补中益气，治腰、脚不利索。不可和野鸡肉一起食用。

谨按：麋肉没有多大的作用。食用麋肉也只能对五脏不足略有补益作用。过多进食会使人性机能减弱，引发脚气病。

麋骨消除虚劳最好。可以煮麋骨，用汁酿酒，然后饮酒，可以使人又白又胖，脸色红润美好。

麋角可以补益虚劳，填补精髓。加工麋角法：将角截成五寸长的段，从中间破开，用火烤炙到色黄气香，研成粉末，空腹时和酒服三钱匕。如果发生卒心痛，吃一剂药立刻就会好转。经常服用它，可使人脸色红润白净，美得像花一样。还可以补肾壮阳。不知道是什么原因，麋角和麋肉的作用竟会不相同。麋角也可以经煎煮制成麋角胶。它具有和鹿角胶相同的功效。

麋茸比鹿茸好多了，道家在求仙方中很重视它。

又，男子感受冷气、风邪，筋骨疼痛，将麋角研粉，长期服用。

又，在米浆水中将麋角研成泥状，涂抹脸部，可不产生皱纹，红光满面，令人喜爱。

又，日常习俗：人们将麋的皮制成靴，消除脚气。

驴⁽¹⁾

肉：主风狂，忧愁不乐，能安心气⁽²⁾。

又，头：燖去毛⁽³⁾，煮汁以渍曲酝酒，去大风。

又，生脂和生椒熟捣，绵裹塞耳中，治积年耳聋。狂癫不能语、不识人者，和酒服三升良。

皮：覆患疟人良。

又，和毛煎，令作胶，治一切风毒骨节痛，呻吟不止者，消和酒服良。

又，骨煮作汤，浴渍身，治历节风。

又，煮头汁，令服三二升，治多年消渴，无不差者。

又，脂和乌梅为丸，治多年疟。未发时服三十丸。

又，头中一切风，以毛一斤炒令黄，投一斗酒中，渍三日。空心细细饮，使醉。衣覆卧取汗。明日更依前服。忌陈仓米、麦面等。

卒心痛，绞结连腰脐者，取驴乳三升，热服之差。

【注释】

〔1〕驴：为马科动物驴 *Equus asinus* L.。其肉、头、脂肪（驴脂）、乳、皮、毛等皆有治疗作用。驴皮煎熬制成的胶块即驴皮胶，又名阿胶，为著名的补血滋阴药，常用于阴血不足的劳嗽及各种出血症，妇女月经不调等。

〔2〕心气：心气指心脏的机能，此处侧重指心的"主神明"的功能，也就是具有支配精神、意识、思维等高级中枢神经活动的功能。心气不宁就会出现精神不安、心悸易惊、心烦失眠等症状。此症常因心血不足引起。驴肉益气补血，故能通过补心血而安心气。

〔3〕燖（xún）：开水烫沃后脱毛。《故训汇纂》引胡三省注《资治通鉴·晋纪二十二》："汤瀹去其毛曰燖。"

【译文】

驴肉主治疯狂，忧愁不乐，能安定心气。

又，驴头用沸水烫后，将毛去尽，煮取汤汁，用来浸渍酒曲，酿制成酒，服用后可以治疗麻风病。

又，未炼制过的驴脂肪和生花椒一起捣烂，用绵裹少许，塞在耳朵里，可以治疗多年的耳聋。发狂疯癫，不能说话，不认识熟人的患者，可以和酒三升服用效好。

驴皮用来覆盖患有疟疾的人很好。

又，驴皮不去毛，用水煎煮，制成驴皮胶，可以治疗一切风毒引起的骨节疼痛、呻吟不止的患者。[胶烊化后]，和酒一块儿服用，效果良好。

又，驴骨煮成汤，用来洗浴浸渍身体，可以治疗历节风。

又，煮驴头而得的汁液，令患者喝二三升，可治多年不愈的消渴，几乎没有治不好的。

又，驴脂和乌梅做成药丸，可治多年不愈的疟疾。每次在疟疾没有发作时服药三十丸。

又，驱除人头脑中的一切风邪，可以取驴毛一斤，炒到发黄的程度，投放到一斗酒中，浸渍三天；空腹慢慢地饮驴毛酒，直到喝醉为止，再盖上衣被躺下，以便出汗。第二天再按以前的方法服用。忌讳进食在仓库里存放很久的米以及麦面等。

突然发作心绞痛，疼痛一直影响到腰部和脐部，取驴乳三升，趁热饮服，可以解除疼痛。

狐[1]

肉：温。有小毒。主疮疥，补虚损，及女子阴痒绝产[2]，小儿癀卵肿[3]，煮炙任食之良。又主五藏邪气，服之便差。空心服之佳。

肠肚：微寒。患疮疥久不差，作羹臛食之。小儿惊痫及大人见鬼，亦作羹臛食之良。其狐魅状候：或叉手有礼见人，或于静处独语，或裸形见人，或只揖无度，或多语，或紧合口，叉手坐，礼度过，常尿屎乱放，此之谓也。如马疫亦同，灌鼻中便差。

患蛊毒寒热[4]，宜多服之。

头：烧，辟邪。

【注释】

〔1〕狐：为犬科动物狐 *Vulpes vulpes* L.。狐肉长于补虚暖中，解疮毒。

〔2〕阴痒：又称外阴搔痒。中医病证名。症见外阴部或阴道内瘙痒，甚则奇痒难忍，坐立不安；或伴见带下色黄、量多。外阴不洁、虫蚀感染或湿热下注，均可导致本病。

〔3〕癀卵肿：《别录》作"阴颓卵肿"。阴颓即阴癫，简称癀，即双侧睾丸肿大。可由疝气或睾丸发炎等原因引起。卵，睾丸。

〔4〕患蛊毒寒热：此为《别录》"狐"条"五藏及肠"主治，故列于"肠肚"文后。

【译文】

狐肉性温，有小毒。可治疮疡疥癣，补益虚损，以及治疗妇女阴痒，不能生育，或小儿双侧睾丸肿胀疼痛。将狐肉煎煮或烤炙后，随意食用，疗效良好。又主治五脏邪气，吃了狐肉就会痊愈。空腹时吃狐肉比较好。

狐的肠、肚性微寒。患疮疥久治不愈，可将狐肠、肚做成肉羹食用。小儿患惊痫以及成年人自觉眼前有鬼怪出现时，也可用狐肠、肚做成肉羹食用，效果良好。患者受到狐狸精迷惑时可出现如下症状：或见着人就拱手行礼，或则在僻静的地方自言自语；或在人面前裸露身体，或不停地打躬作揖；有的人喜欢说话，有的人则紧闭嘴巴，双手交叉端坐，过分地讲究礼节，常常不分场合拉屎撒尿，这就是所谓"狐魅"病。如果马得了传染病也是一样的，用狐狸的肚、肠煎汤，从鼻子里灌进去就可以治好。

患蛊毒、恶寒发热，应多服用〔其五脏及肠〕。

火烧狐头，可以避除邪气。

獭〔1〕

肝：主痒病相染，一门悉患者。以肝一具，火炙，末，以水和方寸匕服之，日再服。

患咳嗽者，烧为灰，酒服之〔2〕。

肉：性寒，无毒。煮汁主治时疫及牛马疫，皆煮汁停冷灌之。

又，若患寒热毒，风水虚胀〔3〕，即取水獭一头，剥去皮，和五藏、骨、头、尾等，炙令干，杵末，水下方寸匕。日二服，十日差。

谨按：服之下水胀，但热毒风虚胀，服之即差。若是冷气虚胀，食益虚肿甚也。只治热，不治冷，不可一概尔。

【注释】

〔1〕獭（tǎ）：为鼬科动物水獭 *Lutra lutra* L.。它的肉和肝常用作食疗品。獭肝可养阴滋热，宁嗽止血。肉可补虚调经通便。

〔2〕患咳……酒服之：原无药用部位，据《别录》"（獭肝）止久嗽，烧服之"，列于此处。

〔3〕虚胀：中医病名。症见腹部胀满。由于病因的不同，兼症有所不同。肝肾阴虚，或如本条所说的"热毒风"引起者，可兼见形体消瘦，面色黧黑，心烦口燥，牙龈、鼻腔出血、尿短色赤等症。脾肾阳虚，或如本条所说"冷气"引起者，可兼见精神萎靡，面色苍白和萎黄，怕冷，手足不温，饮食欠佳等症。

【译文】

獭肝主治痓病互相传染，一家人全都得这种病。取獭肝一具，火上烧炙，研成末，用水调和，一次服方寸匕，一天服两次。

患咳嗽的人，将［獭肝］烧成灰，用酒送服。

獭肉性寒，无毒。煮成汤汁可治疗季节性传染病和牛、马的传染病。煮汁以后都必须放凉了以后再灌服。

又，如果患有寒或热毒邪气，以及风水、虚胀，可取水獭一头，剥去皮，将五脏、骨、头、尾等部位用火烤炙，使它干燥，再杵捣为粉末。每次用水送服方寸匕，每天二次。十天以后可将病治好。

谨按：食用水獭可以消除水肿。然而只有热毒风邪引起的虚胀，吃了水獭才会好。要是属于冷气引起的虚胀，吃了水獭会肿得更加厉害。獭只治疗热证，治不好冷证，不可一概而论。

猯[1]

肉：平，味酸。主服丹石劳热。患赤白痢多时不差者，可煮肉经宿露中，明日空腹和酱食之一顿，即差。

又，瘦人可和五味煮食，令人长脂肉肥白。曾服丹石，可时时服之。丹石恶发热，服之妙。

骨：主上气咳嗽，炙末，酒和三合服之。日二，其嗽必差。

【注释】

〔1〕猯（tuān）：为鼬科动物猪獾 *Arctonyx collaris* F. Cuvier.。

【译文】

猯肉性平，味酸。治服丹石药引起的虚劳发热。患赤白痢，很长时间治不好，可以将猯肉煮熟，放在屋外过一夜，次日空腹进食拌了酱的猯肉，只吃一顿就可治好。

又，形体消瘦的人，可将猯肉用佐料烹调以后食用，能使人长肉，变得又白又胖。曾经服食过丹石，可以经常吃些猯肉。丹石的毒性引起发热，吃猯肉更妙。

猯骨主治咳嗽气逆。将猯骨烤炙研末，和酒三合服用。每天两次，咳嗽必愈。

野　猪⁽¹⁾

三岁胆中有黄⁽²⁾。研和水服之，主鬼疰痫病⁽³⁾。

又，其肉主癫痫，补肌肤，令人虚肥。雌者肉美。其冬月在林中食橡子，肉色赤者，补人五藏，不发风虚气也。其肉胜家猪也⁽⁴⁾。

又，胆：治恶热毒邪气，内不发病，减药力⁽⁵⁾，与家猪不同。

其膏：炼令精细，以一匙和一盏酒服⁽⁶⁾。日三服，令妇人多乳。服十日，可供三四孩子。

脂⁽⁷⁾：主妇人无乳者，服之即乳下。本来无乳者，服之亦有。齿作灰服，主蛇毒。

青蹄者，不可食。

【注释】

〔1〕野猪：为猪科动物野猪 *Sus scrofa* L.。其肉、脂肪（野猪脂）、胆、齿、睾丸（野猪外肾）等均可入药。

〔2〕黄：即野猪黄，为野猪胆囊中的结石。

〔3〕三岁……痫病：此据《证类本草》。《嘉祐本草》简作："胆中有黄，研如水服之，治痣病。"今校合之。

〔4〕又，其肉……猪也：本条据《证类本草》《嘉祐本草》校合。《嘉祐本草》原引作："其肉尚胜诸猪，雌者肉美，其冬月在林中食橡子，肉色赤，补五藏风气。"

〔5〕内不发病，减药力：义殊费解。考下文有"与家猪不同"，而家猪肉"杀药动风"（陈藏器语），则本条中的"内"当为"肉"字形误，"不发病减药力"当与"杀药动风"相对立，故译文如下。

〔6〕一：《政和本草》作"二"。

〔7〕脂：本条主治与上"膏"多同，然文多出入，今仍分列之。

【译文】

三岁的野猪胆中有黄，将野猪黄和水研磨，服其汁，可治鬼疰和痫病。

又，野猪肉主治癫痫，滋补肌肤，令人肥胖。雌性野猪肉味很美。冬天在树林子里吃橡子的野猪，肉色发红，可以补益人的五脏，不至于引发体内的风气。它的肉胜过家养的猪。

又，猪胆可治疗十分厉害的热毒邪气。不会引发其他疾病或减低药物的效力，和家猪肉有所不同。

野猪膏经过炼制，使它更加精细。一匙猪膏和一杯酒服，每天三次，使妇女多乳。服用十天，[乳汁多得] 可以喂养三四个孩子。

野猪脂，妇女产后无乳，吃了它，乳汁就分泌出来了。素来就没有乳汁的妇女，吃了猪脂也会有乳汁。野猪牙齿烧作灰服用，可以主治蛇毒。

野猪有青色的蹄子，不可供食用。

豺[1]

寒。主疳痢，腹中诸疮，煮汁饮之。或烧灰和酒服之，其灰傅䘌齿疮[2]。

肉酸不可食，消人脂肉，损人神情。

头骨烧灰，和酒灌解槽牛马，便驯良，即更附人也。

【注释】

〔1〕豺：为犬科动物豺 *Cuon alpinus* Pallas。其皮、骨各有主治。孟诜云豺肉"不可食"，但后世常用它补气强力，化积消胀。

〔2〕寒……齿疮：本条《嘉祐本草》引列"豺皮"一药之下，故未出药用部位者，当属豺皮之功。

【译文】

豺性寒。［豺皮］可治疳痢和腹中各种疮毒，煮汁饮用，或烧灰和酒一起服用。它的灰还可以外敷，治䘌齿引起的疮肿。

豺肉味酸，不可食用，否则会消耗人的脂肪和肌肉，损伤人的神气和情志。

豺头骨烧成灰，用酒调，灌给性情恶劣的牛马吃，可使它们驯服温顺，很快会更加亲近人，［听人调教］。

鸡[1]

丹雄鸡：主患白虎[2]，可铺饭于患处，使鸡食之良。

又取热粪封之取热，使伏于患人床下。

其肝入补肾方中，用冠血和天雄四分，桂心二分，太阳粉四分[3]，丸服之，益阳气。

乌雄鸡：主心痛，除心腹恶气。

又，虚弱人取一只，治如食法。五味汁和肉一器中，封口，重汤中煮之[4]，使骨肉相去即食之，甚补益。仍须空腹饱食之。肉须烂，生即反损。亦可五味腌，经宿，炙食之，分为两顿。

又，刺在肉中不出者，取尾二七枚，烧作灰，以男子乳汁和封疮[5]，刺当出。

又，目泪出不止者，以三年冠血傅目睛上，日三度。

乌雌鸡：温，味酸，无毒。主除风寒湿痹，治反胃⁽⁶⁾，安胎及腹痛，踒折骨疼，乳痈。

月蚀疮绕耳根⁽⁷⁾，以乌雌鸡胆汁傅之，日三。

产后血不止，以鸡子三枚，醋半升，好酒二升，煎取一升，分为四服，如人行三二里，微暖进之。

又，新产妇可取一只，理如食法。和五味炒熟，香，即投二升酒中，封口经宿，取饮之，令人肥白。

又，和乌油麻二升，熬令黄香，末之入酒，酒尽极效⁽⁸⁾。

黄雌鸡：主腹中水癖水肿⁽⁹⁾，以一只理如食法。和赤小豆一升同煮，候豆烂即出，食之其汁。日二夜一，每服四合。补丈夫阳气，治冷气。瘦著床者，渐渐食之良。

又，先患骨热者，不可食之。鸡子动风气，不可多食。

又，光粉诸石为末，和饭与鸡食之。后取鸡食之，甚补益。

又，子：醋煮熟，空腹食之，治久赤白痢。

又，人热毒发，可取三颗鸡子白，和蜜一合，服之差。治大人及小儿发热，可取卵三颗，白蜜一合，相和服之，立差。卵并不得和蒜食，令人短气。

又，胞衣不出⁽¹⁰⁾，生吞鸡子清一枚，治目赤痛，除心胸伏热⁽¹¹⁾，烦满咳逆，动心气，不宜多食。鸡具五色者，食之致狂。肉和鱼肉汁食之，成心瘕⁽¹²⁾。六指、玄鸡白头家鸡，及鸡死足爪不伸者，食并害人。鸡子和葱食之，气短。鸡子白共鳖同食，损人。鸡子共獭肉同食，成遁尸注⁽¹³⁾，药不能治。鸡兔同食成泄痢。小儿五岁已下，未断乳者，勿与鸡肉食。

【注释】

〔1〕鸡：即雉科动物家鸡 *Gallus gallus domesticus* Brisson。其肉、卵（蛋）、胆均可入药。另砂囊的内壁（鸡内金）、蛋壳内膜（凤凰衣）均为常用中药。古人以鸡作为食疗品，往往强调鸡的雄、雌以及颜色种类。各种禁忌，也有的不切实际，不可拘执。

〔2〕白虎：中医病名。《外台秘要》引《近效方》论："白虎病者，大都是风寒暑湿之毒，因虚所致，将摄失理，受此风邪，经脉结滞，血气不行，畜于骨节之间。或在四肢，肉色不变。其疾昼静而夜发，发即彻髓，酸疼乍歇，其病如虎之啮，故名曰'白虎'。"

〔3〕太阳粉：太阳为硃砂或水银之别名（出《石药尔雅》），但此二物用在此方中似不合适。据常理用硫黄或雄黄均可，然无旁证。存疑待考。

〔4〕重汤：两重汤水。用重汤煮东西，相似于今隔水炖。将要煮的东西和水一起装入一个容器中，密闭，再放进盛有多量水的锅中煎煮。

〔5〕男子乳汁：乃生了男孩子的妇女乳汁。

〔6〕反胃：中医病名。症见进食一段时间后食物又再被吐出来，或者隔了一夜后吐出食物。又名胃反，翻胃。赵献可《医贯》："翻胃者，饮食倍常，尽入于胃矣。但朝食暮吐，暮食朝吐；或一两时而吐，或积至一日一夜。腹中肠闷不可忍而复吐，原物酸臭不化。此已入胃而反出，故曰反胃。"

〔7〕月蚀疮：中医病名。又名月食疮。症见小儿耳、鼻、口之间生疮。旧称："小儿见月初生，以手指指之，则令耳下生疮，故呼为月食疮也。"

〔8〕又……酒尽极效：本条据《嘉祐本草》。《证类本草》引作："以乌油麻一升，熬之令香，末，和酒服之，即饱热而能食。"据《证类本草》所引补入"即饱热能食"。

〔9〕水癖：中医病名。由于过饮水浆，未得到正常的输布，水气结聚，停留在两胁之侧，形成"癖"。症见身体转动便痛，不耐风寒，不想进食而且呼吸气短。

〔10〕胞衣：即胎盘。

〔11〕胸：《政和本草》作"下"。

〔12〕心瘕：心下（胃口）生有瘕块。

〔13〕遁尸注：中医病名。《诸病源候论》："人身内，自有三尸诸虫，与人俱生。而此虫忌血恶能，与鬼灵相通。常接引外邪，为人患害。"症见精神异常，沉默不语。常不知哪里难受，却又处处感到不适，所谓"精神杂错，变状多端"。遁尸为其中一种病证，表现为尸虫停遁在人肌肉血脉之间。如突然触犯，就可令人心腹胀满刺痛，喘息气急，有气向两胁攻冲，或上冲心胸。经常复发，停遁不消，故称遁尸，或名遁尸注。

【译文】

丹雄鸡主治白虎病。可把饭摊放在有病患的身体部位，让鸡去啄食，有良效。

还可以取热的鸡粪封裹取其热量，把它放置在患者的床下。

鸡肝可入补肾方。用鸡冠血配合天雄四分，桂心二分，太阳粉四分，制成丸子服用，可补益阳气。

乌雄鸡主治心口痛，消除心腹之间的邪恶之气。

又，身体虚弱的人，取一只乌雄鸡，像平时吃鸡一样烹调。将佐料汁和鸡肉放在一个容器中，封口，重汤中炖煮，到鸡骨和肉容易分离，就可食用，很有补益作用。还必须空腹饱吃一顿。鸡肉一定要炖烂，半生不熟反而对身体有损害。也可以将鸡肉配上佐料腌起来，停放一夜，再烤炙后食用，分两顿吃完。

又，有刺陷在肉里拔不出来，可取鸡尾巴上的毛十余根，烧成灰，用生了男孩子的妇女乳汁拌和，封在疮口上，刺就会出来。

又，眼睛流泪不止的患者，取三年的公鸡鸡冠血敷在眼睛上，每天三次。

乌雌鸡性温，味酸，无毒。可驱除风寒湿邪引起的痹症，治疗反胃，安胎，止腹痛以及因猛然折伤引起的筋骨疼痛，治乳痈。

月蚀疮绕着耳朵根生长，用乌雌鸡的胆汁外敷，每天三次。

产后［阴道］出血不止，用三枚鸡蛋，半升醋，二升好酒，同煮到还剩一升汁液时，分成四次服用。每次间隔时间大致相当于人走二三里路那么久，将药汁微微加热后食用。

又，刚生孩子的妇女，按一般的烹调方法加工一只鸡。用佐料将鸡炒熟，闻到香味后，立即投入二升酒中。将酒器封好口，过上一夜，取酒饮用，令人又白又胖。

又，将鸡和乌油麻二升，煎熬使它发黄、散发香气，再研末放入酒里。等把酒喝完了，疗效极好。能使人感到浑身充满了热力，使饭量增加。

黄雌鸡主治腹中的水癖和水肿病。取一只鸡按一般烹调法加工处理：将鸡和赤小豆一升同煮，等赤小豆煮烂以后就取鸡出来食用，饮鸡的汤汁，白天二次，晚上喝一次，每次喝四合。可以补益男子的阳气，消除体内的冷气。消瘦得卧床不起的患者，渐渐地吃些鸡，有好处。

又，平素患有骨热症的人，不可吃鸡。鸡蛋会引动风气，不可多吃。

又，光粉（铅粉）及各种石药研成粉末，拌上米饭给鸡吃，然后把这鸡吃了，很有补益作用。

又，鸡蛋用醋煮熟，空腹进食，治疗慢性赤白痢。

又，患者热毒发作，可取三个鸡蛋的蛋清，配上蜂蜜一合，吃下去就会好。治大人和小儿发热，可用三个鸡蛋，白蜜一合，两样东西相配合服用，立刻痊愈。鸡蛋不能和蒜一起吃，令人气短。

又，［生孩子时］胞衣不能及时排出，可以生吞一个鸡蛋的蛋清。还可治眼睛发红疼痛，消除心胸之间的伏热，止烦躁、满闷和咳嗽气逆。可能引动心气［不宁］，不宜多食。鸡毛具有五种颜色，这种鸡吃了它会使人发狂。鸡肉和鱼肉汁一起食用，会产生心瘕病。长出六个脚趾、黑毛白头的家鸡，以及鸡死了以后脚爪不伸开的，吃了都会害人。鸡蛋和葱同吃，会使人气短。鸡蛋清和鳖一同吃，也会损人。鸡蛋和水獭肉一起吃，会得遁尸注，用药也不能治好。鸡和兔子同时供食用，会引起腹泻痢疾。小儿五岁以下，还没有断奶，不要给他鸡肉吃。

鹅⁽¹⁾

脂：可合面脂⁽²⁾。

肉：性冷，不可多食。令人易霍乱。与服丹石人相宜。亦发痼疾。

卵：温。补五藏，亦补中益气。多发痼疾。

【注释】

〔1〕鹅：即鸭科动物鹅 *Anser cygnoides domestica* Geese。其脂肪（鹅脂）、蛋（鹅卵）、肉均可作食疗品。

〔2〕面脂：即擦脸用护肤脂。常用某些动物脂肪作为基质。

【译文】

鹅脂可以供配制面脂用。

鹅肉性冷，不可过量食用，否则会容易使人上吐下泻。很适合服食丹石的人食用，但也可能引发慢性顽固性疾病。

鹅蛋性温。可以补益五脏，也能补中益气，但经常引发慢性顽固性疾病。

野鸭、白鸭[1]

[野鸭]寒。主补中益气，消食。九月已后即中食，全胜家者。虽寒不动气，消十二种虫，平胃气[2]，调中轻身。

又，身上诸小热疮[3]，多年不可者，但多食之即差。

白鸭肉：补虚，消毒热，利水道，及小儿热惊痫，头生疮肿。

又，和葱豉作汁饮之，去卒烦热。

又，粪：主热毒毒痢。

又，取和鸡子白，封热肿毒上，消。

又，黑鸭：滑中[4]，发冷痢，下脚气，不可多食[5]。

子：微寒。少食之，亦发气，令背膊闷。

项中热血：解野葛毒[6]，饮之差。

卵：小儿食之，脚软不行，爱倒。盐淹食之即宜人。

屎：可搨蚰蜒咬疮[7]。

【注释】

〔1〕野鸭、白鸭：野鸭或泛指多种鸭科鸟类，或特指绿头鸭 *Anas platyrhynchos* L.。鸭（家鸭）为鸭科动物家鸭 *Anas domestica* L.，古代又人为白鸭、黑鸭作用略异。它们的肉、脂肪油（鸭肪）、卵（鸭蛋）、血等均有药用。鸭肉、鸭蛋营养丰富，性凉味甘，最适合素体阴虚火旺者食用。

〔2〕平胃气：胃气指胃的生理功能。胃气应该是下行的，如果不和（功能失调）、不降（通降功能受阻），就会引起厌食、饱闷或胀痛、恶心呕吐、嗳气、呃逆等症状。解除胃气不降或上逆的症状，称之为平胃气。

〔3〕热疮：中医病名。症见唇口、鼻部，或其他部位的皮肤出现密集成簇的小水泡，泡液澄清，后渐混浊，可伴有瘙痒疼痛，一周左右消退。愈后常可复发。

〔4〕滑中：中即中焦脾胃。脾胃功能低下，可出现滑脱的一系列症状，

如泄泻不止、形寒短气等。能引起脾胃出现滑脱症，叫作滑中。

〔5〕食：《政和本草》作"食之"。

〔6〕野葛：植物名。即马钱科植物胡蔓藤 *Gelsemium elegans* Benth，又名钩吻，为剧毒药。

〔7〕蚯蚓咬疮：由接触蚯蚓引起的疮肿。咬，《大观本草》作"吹"。

【译文】

野鸭性寒。能补中益气，消化食物。九月以后就可供食用，胜过家鸭。它虽然性寒，但不会动气，可以驱除十二种寄生虫，平胃气，调理中焦脾胃，使身体轻健。

又，身上出现的各种小小的热疮，多年不愈者，只要多食野鸭就会好。

白鸭肉补虚，消除毒热，利小便，治疗小儿发热惊痫，头上生疮疖肿毒。

又，鸭肉和葱、豆豉煮汁饮服，消除突然而来的烦热。

又，鸭粪治疗热毒蕴积引起的毒痢。

又，将鸭粪拌上鸡蛋清，封盖在热性肿毒上面，可使它消肿。

又，黑鸭滑中，引发冷痢，治疗脚气。不可多吃。

黑鸭的蛋性微寒。就是少量的食用，也会引发气病，使人肩背部发闷。

鸭子颈项中的热血，可以解除野葛中毒，喝了它就会好。

鸭蛋小儿吃了它，腿脚发软走不了路，经常跌倒。用盐腌过以后再吃，就会对人有益。

鸭屎可以搨涂蚯蚓咬疮。

鹧 鸪[1]

能补五藏，益心力[2]，聪明。此鸟出南方，不可与竹笋同食，令人小腹胀。自死者，不可食。一言此鸟天地之神，每月取一只飨至尊，所以自死者不可食也。

【注释】

〔1〕鹧鸪：为雉科动物鹧鸪*Francolinus pintadeanus*（Scopoli），其肉鲜美，有补益和一定的解毒作用。

〔2〕心力：是心脏具有正常的功能时表现出来的一种能力。主要反映在"神明"（精神、思维、意识等）和"血脉"（血液的盈亏和运行）等方面。有益于心力，即可以促使人的精神健旺，思维敏捷，血脉旺盛，精力充沛。

【译文】

鹧鸪能补益五脏，有益于心力，使人耳聪目明。这种鸟生长在南方。不可将它和竹笋一同吃，否则会令人小腹发胀。自己死亡的鹧鸪不能供食用。有一种说法认为，此鸟每个月被天地之神取用一只来作为供品，祭献给至高无上的天神，所以自己死亡的鹧鸪［凡人］是不能吃的。

雁[1]

膏：可合生发膏。仍治耳聋。

骨灰和泔洗头，长发。

【注释】

〔1〕雁：为鸭科动物白额雁*Anser albifrons*（Scopoli）及其同属的几种动物（如鸿雁、豆雁等）。其肉可补虚祛风、强筋壮骨；脂肪（即雁膏、鹜肪）内服可活血祛风、清热解毒；外敷治脱发及疮痈。

【译文】

雁膏可供制作生发膏。还可治疗耳聋。

雁骨烧成灰，和米泔水一起洗头，可促进头发生长。

石 燕[1]

在乳穴石洞中者，冬月采之，堪食。余月采者只堪治病，不堪食也。食如常法。

又，治法：取石燕二十枚[2]，和五味炒令熟[3]，以酒一斗[4]，浸三日，即每夜卧时饮一两盏，随性多少也。甚能补益，能吃食，令人健力也。

【注释】

〔1〕石燕：据明代李时珍《本草纲目》考证，古代的石燕有两种。一种是动物，另一种是化石。李时珍云："一种是钟乳穴中石燕，似蝙蝠者，食乳汁，能飞，乃禽类也。禽石燕食乳，食之补助，与钟乳同功，故方书助阳药多用之。俗人不知，往往用此药为助阳药，刊于方册，误矣。"据此，本书石燕乃是动物禽石燕，或考为今燕科动物灰沙燕 *Riparia riparia* Linnaeus。

〔2〕二十：底本作"二七"，此据《大观本草》。

〔3〕五味：指醯（醋）、酒、饴蜜、姜、盐。亦用以代指调味品。

〔4〕一斗：《大观本草》作"二升"。

【译文】

钟乳石洞穴的石燕，冬天采集的可供食用。其他季节采集的石燕只可供治病用，不能供食用。服用时可按一般的［烹调］方法。

又，加工方法：取石燕二十枚，加调味敷料拌炒令熟，再用酒一斗，浸三天。每晚睡觉时喝此酒一两盏，可根据酒量大小来决定服用量。很有补益作用，能使人增加食量，强健有力。

雀[1]

其肉十月已后、正月已前食之，续五藏不足气，助阴道[2]，益精髓，不可停息。

粪：和天雄、干姜为丸，令阴强。

脑：涂冻疮。

卵白：和天雄末、菟丝子末为丸，空心酒下五丸。主男子阴痿不起，女子带下，便溺不利。除疝瘕，决痈肿，续五藏气。

【注释】

〔1〕雀：即文鸟科动物麻雀 *Passer montanus*（Linnaeus）。其肉、卵（蛋）、粪均可药用。雀肉性温，是良好的壮阳益精食疗品。雀卵也是古老的补肾阳、益精血药物，常用治阳痿和妇科多种疾病。

〔2〕助阴道：阴道亦即阳道，指男子性功能。

【译文】

十月以后、正月以前吃雀肉，可以补益五脏的不足，有助于男子的性机能，补益精髓。应该连续不停地食用。

雀粪和天雄、干姜制成药丸，服用后可使男子阴茎坚挺。

雀脑外涂治冻疮。

蛋清和天雄末、菟丝子末制成丸，空腹用酒送服五丸，治男子阴茎不能勃起，女子白带多，大小便不利。可消除疝瘕，使痈肿破头［以排出脓毒］，补续五脏功能的不足。

山鸡、野鸡⁽¹⁾

主五藏气喘、不得息者。食之发五痔，和荞麦面食之，生肥虫。卵：不与葱同食，生寸白虫。

又，野鸡：久食令人瘦。 又，九月至十二月食之，稍有补，他月即发五痔及诸疮疥。不与胡桃同食，即令人发头风，如在舡车内，兼发心痛。亦不与豉同食。自死、足爪不伸，食之杀人。菌子、木耳同食，发五痔，立下血。

【注释】

〔1〕山鸡：李时珍说它是鸐雉，即雉科动物长尾鸡 *Phasianus colchicus torquatus* Gmelin。 野鸡：即雉科动物雉 *Syrmaticus reevesii*（Gray）。它与山鸡的肉、蛋含丰富的蛋白质，为野味中的佳品。能补中益气，强筋壮骨。

【译文】

山鸡主治五脏虚弱引起的气喘，难以正常呼吸。吃了山鸡可能引发五痔；山鸡和荞麦面一同食用，会有助于蛔虫生长。山鸡蛋不能和葱同时吃，会生寸白虫。

又，野鸡长期食用会使人消瘦。又，在九月到十二月间食用野鸡，稍微有些补益作用。其他月份就可能引发五痔和各种疮肿疥癣。不要将它和胡桃一同食用，否则立刻使人头风病发作，好像坐在船、车里一样［昏晕难受］，兼带会引发心痛。也不要将它和豆豉一同进食。自己死去的，死后脚爪不伸开的野鸡，吃了会致人死命。和菌子、木耳一同食用，会引发五痔，立刻出现便血。

鹑[1]

温。补五藏，益中续气，实筋骨，耐寒暑，消结气。患痢人可和生姜煮食之。

又云，鹑肉不可共猪肉食之，令人多生疮。

四月以后及八月已前，鹑肉不可食之。

【注释】

〔1〕鹑：即雉科动物鹌鹑 *Coturnix coturnix*（Linnaeus）。其肉及蛋营养丰富，长于补中益气，调肺气、利水湿。

【译文】

性温。补益五脏，补中益气，使筋骨坚实，不怕寒暑，消除腹中结聚的气机。患痢疾的人可以将鹑和生姜一起煮着吃。

又，鹑肉不能和猪肉一块儿吃，否则令人经常生疮。

四月以后及八月以前，鹑肉就不宜再吃了。

鸱[1]

头：烧灰，主头风目眩，以饮服之。

肉：食之治癫痫疾。

【注释】

〔1〕鸱（chī）：为鹰科动物鸢 *Milvus korschus*（Gmelin）或白尾鹞 *Circus cyaneus cyaneus*（L.）。古人常用其头和肉来熄风止痫。

【译文】

鸱头烧成灰，主治头风，眼睛发花。可用米汤送服鸱头灰。

吃鸱肉可治癫痫病。

鸲鹆肉[1]

主五痔，止血。

又，食法：腊日采之[2]，五味炙之，治老嗽。或作羹食之亦得；或捣为散，白蜜和丸并得。治上件病，取腊月腊日得者良，有效。非腊日得者不堪用。

【注释】

〔1〕鸲鹆（qú yù）：即椋鸟科动物八哥 *Acridotheres cristatellus oristatellus*（L.）。肉能下气止血。

〔2〕腊日：旧时腊祭的日子。汉代以冬至后第三个戌日为腊日，后来改为阴历十二月（腊月）初八日。

【译文】

鸲鹆性寒。主治五痔，止血。

又，食用方法：腊日采鸲鹆，用各种作料烤炙，可以治长年不愈的咳嗽；或者做成肉羹供食用也行；或将它捣成粉末，用蜂蜜调和，制成药丸都可以。治上述的病证，要取腊月腊日那一天捕捉到的鸲鹆比较好，有效。不是腊日采到的鸲鹆不能供食用。

慈　鸦[1]

主瘦病，咳嗽，骨蒸者，可和五味淹炙食之良。其大鸦不中食，肉涩，只能治病，不宜常食也。

以目睛汁注眼中，则夜见神鬼。又"神通目法"中亦要用此物。又，《北帝摄鬼录》中，亦用慈鸦卵。

【注释】

〔1〕慈鸦：为鸦科动物寒鸦 *Corvus manedula*（Linnaeus）。下文提及的大鸦，恐指同科动物大嘴乌鸦 *Corvus macrorhynchus* Wagler。

【译文】

慈鸦主治消瘦、咳嗽、骨蒸患者，可以用日常调料腌渍慈鸦，再烧炙后食用，疗效很好。那种大鸦不好吃，肉涩，只能用来治病，不适合经常食用。

以慈鸦眼睛中的汁液点到人的眼睛里，那么晚上就能见到鬼神。又，有一种"神通目法"中也要用上慈鸦眼珠中的汁液。另外，《北帝摄鬼录》一书，也提到用慈鸦的蛋。

鸳　鸯[1]

其肉主瘘疮，以清酒炙食之。食之则令人美丽。

又，主夫妇不和，作羹臛私与食之，即立相怜爱也。

【注释】

〔1〕鸳鸯：为鸭科动物鸳鸯 *Aix galericulata*（L.）。

【译文】

鸳鸯肉主治瘘疮，用清酒配合着烤炙鸳鸯供食用。吃了它将会令人长得美丽。

又，夫妻不和，将鸳鸯肉制成肉羹，私下给他们夫妇吃，马上就会互相怜爱。

蜜⁽¹⁾

微温。主心腹邪气，诸惊痫，补五藏不足气。益中止痛，解毒。能除众病，和百药，养脾气，除心烦闷，不能饮食。

治心肚痛，血刺腹痛及赤白痢，则生捣地黄汁，和蜜一大匙，服即下。

又，长服之，面如花色。仙方中甚贵此物。若觉热，四肢不和，即服蜜浆一碗，甚良。

又，能止肠澼⁽²⁾，除口疮，明耳目，久服不饥。

又，点目中热膜⁽³⁾，家养白蜜为上，木蜜次之，崖蜜更次。

又，治癞⁽⁴⁾，可取白蜜一斤，生姜三斤捣取汁⁽⁵⁾。先秤铜铛，令知斤两，即下蜜于铛中消之。又秤，知斤两，下姜汁于蜜中，微火煎，令姜汁尽。秤蜜，斤两在即休，药已成矣。患三十年癞者，平旦服枣许大一丸，一日三服，酒饮任下。忌生冷醋滑臭物⁽⁶⁾。功用甚多，世人众委⁽⁷⁾，不能一一具之。

【注释】

〔1〕蜜：即蜂蜜，为蜜蜂科昆虫中华蜜蜂 *Apis cerana* Fabricius 等所酿的蜜糖。含有丰富的果糖和葡萄糖等营养成分，为常用滋补品。可补中润燥，止痛解毒。老年肠燥便秘，常服可保持肠道通畅。

〔2〕肠澼：痢疾的古称。澼，指垢腻黏滑似涕似脓的液体，因自肠中排出，澼澼有声，故名。

〔3〕热膜：中医病证名。膜指眼球表面产生的片状薄膜，通常伴有血丝，从白睛发出，侵向黑睛，甚至遮盖瞳神，影响视力。血丝红赤稠，密者属于肺肝风热引起，故名热膜，又名赤膜。

〔4〕癞：即麻风。初起患部麻木不仁，次成红斑，继则肿溃无脓，久之

可蔓延全身肌肤，出现眉落、目损、鼻崩、唇裂、足底穿等重症。

〔5〕三：《政和本草》作"二"。

〔6〕醋滑：指味酸、性滑的东西，而且也包括发酵酸败、容易引起腹泻肠滑之物。

〔7〕世人众委：此据《证类本草》。《肘后方》附方作"活人众矣"。有可能是传抄笔误，但二说均可说得通。"委"可训为"确知"，故今从《证类本草》所引。

【译文】

蜂蜜性微温。主治心腹之间的邪气，各种惊痫；补益五脏功能的不足。补养中焦、止痛，解毒。能解除许多疾病，调和百药，调养脾脏的功能，消除心中的烦闷，不能进饮食物。

治疗胃脘和肚腹疼痛，瘀血引起的腹中刺痛及赤白痢［伴随的腹痛］，可以将新鲜地黄捣取汁，调和蜂蜜一大汤匙，服用后就可以通便［止痛］。

又，经常服用蜂蜜，可以使脸色像花的颜色一般。道家求仙的方子中很器重这样东西。要是自觉有些发热，四肢不舒服，马上服用蜂蜜浆水一碗，效果很好。

又能止住肠澼，消除口疮，使耳聪目明。长期饮服蜂蜜可以使人不感到饥饿。

又，用蜂蜜点眼，可以消除眼中的热膜。蜂蜜以家养的［蜜蜂酿制的］白蜜最为上等，［树上采到的］木蜜次之，［而山崖间采到的］崖蜜又次之。

又，治疗癫病：可取白蜜一斤；生姜三斤，捣烂，取汁。先称一下铜锅，知道它有多重，再投入蜂蜜，让它在锅中消融。又［连锅带蜜］称一下，知道它的重量，再投入姜汁到蜂蜜里，用微火煎熬，直到姜汁全都消耗完了为止。这时再称一下蜂蜜，还是原来那么重即可以了，药也就制成了。得了癫病三十年的患者，清晨吃枣儿那么大的药丸一粒，一天吃三次，用酒或开水送服都行。忌讳同时吃生冷、醋滑以及变质发臭的东西。蜂蜜的功效和用处很多，社会上很多人都确知它的作用，这里不能一一详细介绍。

牡　蛎[1]

火上炙，令沸。去壳食之，甚美。令人细润肌肤，美颜色。

又，药家比来取左顾者[2]，若食之，即不拣左右也。可长服之。海族之中，惟此物最贵。北人不识，不能表其味尔。

【注释】

〔1〕牡蛎：简称"蚝"，即牡蛎科动物长牡蛎 *Ostrea gigas* Thunb.、大连湾牡蛎 *O. talienwhanensis* Grosse 或近江牡蛎 *O. rivularis* Gould 等。为海味中珍品，味美益人。其壳为常用中药。

〔2〕药家：经营药材行业的人。　　左顾：牡蛎由大小不对称的两片壳组成。大片形尖长，尖头附石而生，习称"左顾""左壳"。旧时本品药材以大者为贵，故处方多称左顾牡蛎，或左牡蛎。

【译文】

火上烤炙，使其中的汁液沸出。把外壳去了食用，味道很美。可以使人肌肤细润，面色美好。

又，药家近来用左顾牡蛎入药。要是供食用，即不必管它左、右了。可长服食用。海里面的食物，只有这样东西最为贵重。北方人不了解它，所以没办法说得出它的味道。

龟　甲[1]

温。味酸。主除温瘴气，风痹，身肿，踒折。　又，骨带入山林中，令人不迷路。其食之法，一如鳖法也。其中黑色者，常唼蛇，不中食之。其壳亦不堪用。

其甲能主女人漏下赤白[2]、崩中，小儿囟不合，破癥瘕[3]、痎疟[4]，疗五痔，阴蚀[5]，湿痹[6]，女子阴隐疮及骨节中寒热，煮汁浴渍之良。

又，已前都用水中龟，不用唉蛇龟。五月五日取头干末服之，亦令人长远入山不迷。

又方，卜师处钻了者，涂酥炙，细罗，酒下二钱，疗风疾[7]。

【注释】

〔1〕龟甲：为龟科动物乌龟 Chinemys reevesii（Gray）的甲壳。唐宋以前多用于活血化瘀，治疗癥瘕、疟疾及妇科疾病。元以后则为重要的滋阴补肾药。龟肉大补，益阴补血。

〔2〕漏下赤白：中医病名。妇女劳伤、气虚，经脉运行失制，故阴道出血，非时而下，淋沥不断，称为"漏下"。漏下物颜色有多种，伤少阴肾经者，其色赤、白。

〔3〕癥瘕（zhēn jiǎ）：中医病名。指腹内结块。以坚硬不易推动，痛有定处为"癥"；聚散无常、痛无定处为"瘕"。多由血瘀、气滞、痰积等导致。

〔4〕瘄疟：又作"痎疟"。早期用作疟疾的统称，后世或将此特指间日疟、老疟等。

〔5〕阴蚀：中医病名。症见外阴部溃烂，形成溃疡，脓血不断，或痛或痒，肿胀坠痛，多伴有赤白带下、小便淋漓等。每因湿热下注，郁蒸生虫，虫蚀阴部所致。

〔6〕湿痹：原引作"湿瘅"。按此条功效与《本经》相同，《本经》此二字作"湿痹"，今改。湿痹乃痹证的一种。症见肢体重着，肌肤顽麻，或肢节疼痛，痛处固定不移，逢阴雨即发作。多由湿邪过甚引起。

〔7〕风疾：由风气内动引起的病证。包括中风、眩晕、抽搐等神经系统的某些症象。

【译文】

龟甲性温，味酸。能解除温邪瘴气，治疗风痹，身体肿胀，筋骨折伤。又，把龟骨带着走进山林里，可使人不迷路。〔食用乌龟的方法，〕完全和吃鳖一样。乌龟中黑色的、经常吃蛇的龟（即唉蛇龟）不能吃，它的壳也不可作药用。

乌龟甲壳，能主治妇女漏下赤白，崩中，小儿囟门不能及时闭合；又能攻破消散癥瘕，治瘄疟，疗五痔，阴蚀，湿痹。妇女阴隐疮及骨关节之间自觉发冷发热，可煮龟甲，取其汤汁洗浴或浸渍患部，效果很好。

又，以前都采用水里的龟，不用唉蛇龟。五月五日取龟头干燥后研末服用，也可令人深入到山中而不迷路。

又，［用于占卜问卦、经］卜师钻了孔的龟甲，涂上一层酥油再烤炙，［捣成细末后］经细筛，用酒送服二钱，可以治疗风疾。

魁 蛤⁽¹⁾

魁蛤寒。润五藏，治消渴，开关节。服丹石人食之，使人免有疮肿及热毒所生也。

【注释】

〔1〕魁蛤：本条《本草纲目》将"蚶"与"魁蛤"合并。按：魁蛤又为海蛤别名，且"海蛤"条萧炳云"止消渴，润五藏，治服丹石人有疮"，与《证类本草》引《食疗本草》多合，故此处魁蛤仍指海蛤，为帘蛤科动物青蛤 *Cyclina sinensis*（Gmelin）及其他几种近似种的海蛤。肉可供食用，能清热利水、化痰软坚。

【译文】

魁蛤性寒。滋润五脏，治疗消渴，使关节灵便。服食丹石的人食用魁蛤，可以使人避免生疮肿和其他因丹石热毒引起的疾病。

鳢 鱼⁽¹⁾

下大小便壅塞气。

又，作鲙，与脚气风气人食之，效。

又，以大者洗去泥，开肚，以胡椒末半两，切大蒜三两颗，内鱼腹中缝合，并和小豆一升煮之。临熟下萝卜三五颗如指大，切葱一握，煮熟。空腹食之，并豆等强饱，尽食之，至夜即泄气无限，三五日更一顿。下一切恶气。

又，十二月作酱，良也。

【注释】

〔1〕鳢鱼：一名乌鱼、黑鱼。为鳢科动物乌鳢 *Ophicephalus argus* Cantor。肉营养丰富，长于补脾利尿。

【译文】

鳢鱼能解除大小便壅塞不通。

又，制成生鱼片，给患脚气以及感受风邪的人吃，有效。

又，取大鳢鱼洗去泥巴，剖开鱼肚，将胡椒末半两，以及切好的大蒜三两颗，放进鱼肚子里，再把鱼肚缝合起来，和小豆一升同煮。快要熟了的时候放进三五个像手指那么大的萝卜，切好的葱一把，把它们煮熟。空腹时连鱼带豆一起吃个饱。吃完这些鱼、豆之后，到夜晚就会排泄大量的腹中之气。三五天又再吃上一顿，可以排除体内一切恶气。

又，十二月将鳢鱼制成酱，很好。

鮧、鳠⁽¹⁾

鮧与鳠⁽²⁾：大约相似，主诸补益，无鳞，有毒，勿多食。赤目、赤须者并人也。

【注释】

〔1〕鮧：即鲶鱼，为鮧鱼科动物鮧鱼 *Silurus asotus*（L.）。 鳠：即鮠鱼，为鮠鱼科动物长吻鮠 *Leiocassis longirostris* Günther。 两者的肉均可食，无毒，可滋阴开胃，催乳利尿。

〔2〕与：《政和本草》作“鱼”。

【译文】

鮧鱼和鳠鱼有一些相似。有多种补益作用。没有鳞，有毒，不要多吃。红眼睛、红须的鮧鱼都可以致人死命。

鲫　鱼 (1)

食之平胃气，调中 (2)，益五藏，和莼菜作羹食良 (3)。

作鲙食之，断暴下痢 (4)。和蒜食之，有少热；和姜酱食之，有少冷。

又，夏月热痢可食之，多益。冬月中则不治也。

骨：烧为灰，傅恶疮上，三五次差。

又，鲫鱼与鲋，其状颇同，味则有殊。鲋是节化 (5)。鲫是稷米化之，其鱼肚上尚有米色 (6)。宽大者是鲫，背高肚狭小者是鲋，其功不及鲫鱼。

谨按：其子调中 (7)，益肝气。凡鱼生子，皆粘在草上及土中。寒冬月水过后，亦不腐坏。每月五月三伏时，雨中便化为鱼。

食鲫鱼不得食沙糖，令人成疳虫。丹石热毒发者，取荬首和鲫鱼作羹，食一两顿即差。

【注释】

〔1〕鲫鱼：为鲤科动物鲫鱼 *Carassius auratus*（L.）。"鲋鱼"即后世所称"鳈鲀鱼"，为鲤科动物中华鳈鲅 *Rhinogobio sinensis* Günther 及其近缘动物。肉含蛋白质、脂肪及多种维生素等，营养价值较高。生长在无污染的水域中的鲫鱼，煮汤或做成鱼羹食用，鲜美异常，能健脾利湿，尤适合于产妇，催乳益人。

〔2〕调：《大观本草》作"和"。

〔3〕和莼：《大观本草》作"以菜"。

〔4〕断：《大观本草》作"止"。

〔5〕节：《本草纲目》改作"柙"。节乃竹节，古代或用它作虎符类的信物；柙则是梳篦之类。"鲋是节化"乃古人对这种鱼生成的一种说法。

〔6〕肚：《政和本草》作"腹"，下文"背高肚狭"之"肚"同此。

〔7〕其子：《嘉祐本草》作"鲫鱼子"。

【译文】

食用鲫鱼可以平降胃气，调和脾胃，补益五脏。和莼菜做成羹食用，很好。

做成生鱼片进食，可以止住突然发作的痢疾。鲫鱼和蒜一起吃，会稍有一些热性；和姜、酱一起吃，会稍显出一些冷性。

又，夏天患热痢，可以吃鲫鱼，多有好处。冬天则治不了痢疾。

鲫鱼骨头烧成灰，敷在恶疮上，三五次就治好了。

又，鲫鱼与鲕鱼，它们的形状比较相像，味道则互不相同。鲕是节变化而成的，鲫是稷米变化而成的，因此鲫鱼肚皮上还有稷米一样的颜色。背腹之间宽大的是鲫鱼，背高肚腹狭小的是鲕鱼。鲕鱼的作用不如鲫鱼。

谨按：鲫鱼子可以调理脾胃，补益肝气。凡是鱼产卵，鱼的卵子都黏在草上和土里面。寒冬季节经过水没过之后，也不会腐坏。

每到五月三伏天，只要一下雨，鱼的卵子就会变成鱼。

吃鲫鱼不能同时吃沙糖，可以使人腹中生疳虫。服食丹石的人热毒发作，可以取茭首和鲫鱼做成羹，吃一两顿就会好。

鳝　鱼⁽¹⁾

补五藏，逐十二风邪。患恶气人当作臛⁽²⁾，空腹饱食，便以衣盖卧。少顷当汗出如白胶，汗从腰脚中出。候汗尽，暖五木汤浴⁽³⁾，须慎风一日。更三五日一服，并治湿风。

【注释】

〔1〕鳝鱼：为鳝科动物黄鳝 *Monopterus albus*（Zuiew）。其肉、血均有药用价值。鳝肉可补中益血，除风湿，壮筋骨。鳝，同"鳝"。

〔2〕当：《政和本草》作"常"。

〔3〕五木：《本草纲目》引作"五枝"。按五枝汤由柳、槐、桃、楮、桑五种树枝煎成的汤液，外洗躯体，去风。

【译文】

鳝补益五脏，驱逐多种风邪。感受了邪恶之气的人，可以将鳝鱼制成鱼肉羹，空腹饱吃一顿，马上盖上衣服躺下［捂汗］。不一会儿就会出汗，汗如白胶，从腰部和下肢往外冒。等到不再冒汗了，用温热的五木汤洗个澡。一天之内都要注意别吹风。过了三五天再吃一顿，同时可以治风湿。

鲤　鱼[1]

胆：主除目中赤及热毒痛[2]，点之良。

肉：白煮食之，疗水肿脚满，下气。腹中有宿瘕不可食[3]，害人。久服天门冬人，亦不可食。

刺在肉中，中风水肿痛者，烧鲤鱼眼睛作灰，内疮中，汁出即可。

谨按：鱼血主小儿丹毒[4]，涂之即差。

鱼鳞：烧，烟绝，研。酒下方寸，破产妇滞血。

脂：主诸痫，食之良。

肠：主小儿腹中疮。

鲤鱼鲊[5]：不得和豆藿叶食之，成瘦。

其鱼子不得合猪肝食之。

又，凡修理，每断去脊上两筋及脊内黑血，此是毒故也。

炙鲤鱼切忌烟，不得令熏着眼，损人眼光。三两日内必见验也。

又，天行病后不可食，再发即死。

又，其在砂石中者，有毒，多在脑髓中，不可食其头。

【注释】

〔1〕鲤鱼：即鲤科动物鲤鱼 Cyprinus carpio L.。其肉、胆、脂肪、鳞、卵（鱼子）、肠均有药用。肉中营养价值高，所含谷氨酸、甘氨酸、组氨酸最为丰富。功能补虚祛湿，利尿消肿，下气通乳。但患疮疖及热性病、容易动风的人不宜多食。

〔2〕主：《政和本草》作"生"。

〔3〕宿癥：长久不愈的腹中结块。此结块或聚或散，痛处不定。参"龟甲"条注〔3〕"癥瘕"。

〔4〕丹毒：中医病名。症见患部皮肤红如涂丹，热如火灼。其发作部位不同，病名稍异，多由体内火热引起。外伤感染所致者，初起患部鲜红一片，边缘清楚，灼热痒痛，迅速蔓延，并引起发热恶寒，甚则出现高热昏迷、恶心呕吐等邪毒攻心的症状。

〔5〕鲊（zhǎ）：即经过加工（腌、糟等）的鱼类食品。原文作"酢"，即醋，于义不通。考《本草经集注》："鲤鲊不可合小豆藿食之"，则"酢"当为"鲊"之形误。

【译文】

鲤鱼胆可以消除眼睛发红以及热毒引起的眼痛，用它点眼睛效果好。

鲤鱼肉，清水煮鲤鱼，［不加任何调味品，］可以治疗水肿、脚肿得很大，下气。腹中有宿癥的人，不可吃鲤鱼，否则对人有损害。长期服食天门冬的人，也不可进食它。

刺陷在肉里面，又受了风和水感染引起肿胀疼痛的患者，可以把鲤鱼眼睛烧成灰，放进伤口里面，等有汁液排出就会好。

谨按：鱼血主治小儿丹毒，涂在患部就可治愈。

鲤鱼鳞烧到没有烟了，研成末，用酒一次送服方寸匕，可以消散产妇体内滞留的恶血。

鲤鱼脂主治各种痫证，食用它很好。

鲤鱼肠主治小儿肚子里的疮疡。

鲤鱼鲊不能和豆叶一起吃，会令人消瘦。

鲤鱼子不能和猪肝一起吃。

又，凡是加工处理鲤鱼，常常要把它脊背上的两条筋弄断，并清洗掉脊骨内的黑血，因为黑血就是毒物的缘故。

煎炙鲤鱼切忌冒出来的烟，不能让它熏着眼睛，否则容易损害人的视力，三两天内一定会出现眼睛受损的症状。

又，患季节性传染病后不能吃鲤鱼，再次发病患者就会死去。

又，鲤鱼生长在［水下］砂石之中的，有毒。其毒多存在于鱼的脑髓之中，因此不可吃鲤鱼的头。

鲟　鱼[1]

有毒。主血淋[2]。可煮汁食之[3]。其味虽美，而发诸药毒。

鲊：世人虽重，尤不益人。服丹石人不可食，令人少气[4]。发一切疮疥，动风气。不与干笋同食，发瘫痪风[5]。小儿不与食，结癥瘕及嗽。大人久食，令人卒心痛，并使人卒患腰痛。

【注释】

〔1〕鲟鱼：即鲟鱼科动物中华鲟 *Acipenser sinensis* Gray。肉无毒，煮食可益气补虚，活血通淋。

〔2〕血淋：中医病名。淋证的一种，以小便涩痛有血为主症。病因不同，其涩痛程度和血尿颜色深浅有所差别。

〔3〕食：《政和本草》作"饮"。

〔4〕少气：指呼吸时自觉气不够用，出现言语无力，呼吸微弱短促。

〔5〕瘫痪风：中医病名，一作摊缓风。肝肾久虚，风邪侵袭，筋骨缓弱，故名摊缓。症见手足无力，口角流涎，言语不利，皮肤顽痹不仁，步履艰难。痪，《政和本草》作"缓"。

【译文】

鲟鱼有毒。治疗血淋，可用它来煮汤喝。它的味道虽然很美，但却引发各种药物的毒性。

[经过腌、糟等法加工过的]鲟鱼鲊，虽然被人们看重，但却对人特别没有好处。服食丹石药的人不可食，否则使人少气。[鲟鱼]可引发一切疮疡疥癣，并引动体内风气。不要将它和干笋一起食用，否则会引发瘫痪风。小儿不要给他吃鲟鱼，容易结成癥瘕，引起咳嗽。成年人长期食用，会令人突然发作心痛，还同时使人突然感到腰痛。

猬[1]

肉：可食。以五味汁淹、炙食之，良。不得食其骨也。其骨能瘦人，使人缩小也。

谨按：主下焦弱[2]，理胃气，令人能食。

其皮可烧灰和酒服，及炙令黄，煮汁饮之，主胃逆[3]。细剉，炒令黑，入丸中治肠风[4]、鼠奶痔[5]，效。

其脂主肠风、痔瘘。可煮五金八石[6]。与桔梗、麦门冬反恶[7]。

又有一种，村人谓之"豪猪"[8]，取其肚烧干，和肚屎用之，捣末细罗。每朝空心温酒调二钱匕。有患水病鼓胀者，服此豪猪肚一个便消，差。此猪多食苦参，不理冷胀，只理热风水胀。形状样似猬鼠。

【注释】

〔1〕猬：又称猬鼠，即刺猬科动物刺猬 *Erinaceus europaeus* L.或短刺猬 *Hemiechinus dauuricus* Sundevall 等动物。肉可食用，能调理脾胃。猬皮能降气止痛，凉血止血。

〔2〕主下焦弱：《嘉祐本草》作"肥下焦"。

〔3〕其皮……胃逆：此条《嘉祐本草》引作："皮烧灰酒服，治胃逆；又煮汁服，止反胃。"

〔4〕肠风：中医病名。可指痔出血，或泛指大便时出血，血在便前，色多鲜红。因本证多因外风或内风袭扰大肠，故名。

〔5〕鼠奶痔：即外痔的一种。以肛门边生肉如鼠乳而得名。

〔6〕五金八石：道家炼丹用语。五金即金、银、铜、铁、锡；八石即朱砂、雄黄、云母、空青、硫黄、戎盐、硝石、雌黄。道家烧炼外丹时，常用到以上金属或矿石。为了消除这些金石的不良性质，常利用某些动、植、矿物来炼制它们。

〔7〕反恶：即相反、相恶。两物同用可能产生毒性或副作用，叫做相反；一种药物能减弱另一种药物的性能叫相恶。据《名医别录》，猬皮"畏桔梗、

天门冬"，而不是相反恶。相畏即一药能减少或抑制另一药物的有害作用，亦即桔梗、天门冬能抑制猬皮的不良作用。

〔8〕豪猪：即豪猪科动物*Hystrix hodgsoni* Gray。其肉、肚、毛刺均可药用。肉甘美多脂肪，滑利大肠。

【译文】

　　猬肉可以吃。用各种调料的汁液浸渍，再烤炙后食用，〔这种吃法〕很好。不要吃它的骨头，骨头能使人瘦，使人抽缩变小。

　　谨按：主治下焦虚弱，调理胃气，使人饭量增加。

　　它的皮可以烧成灰，和酒一起服用；也可以烤炙到颜色变黄，再煮汁饮用。这样能治疗胃气上逆、反胃。把猬皮切得细细的，再炒到发黑，做成药丸，可治肠风和鼠奶痔，有效。

　　猬脂治疗肠风、痔瘘。可用它来煮制五金八石。和桔梗、麦门冬相反恶。

　　又有一种动物，村民称它为"豪猪"，取它的肚子烧烤令干燥，和肚子里的屎一起使用。〔将干燥的豪猪肚〕捣成细末，过细筛子，〔取其粉末〕每天早上空腹用温酒调服二钱匕。若有患水肿病、肚腹臌胀的人，可以食用〔经过上述加工的〕豪猪肚子一个，就会水消病愈。这种猪经常吃苦参，因此它治不了冷性的臌胀，专用治热风水胀。豪猪的形状与猬鼠很相像。

鳖[1]

主妇人漏下，羸瘦。中春食之美，夏月有少腥气。

其甲：岳州[2]、昌江者为上[3]。赤足不可食，杀人。

【注释】

〔1〕鳖：又名团鱼、甲鱼。为鳖科动物中华鳖 *Trionyx sinensis*（Wiegmann）。其肉含较丰富的蛋白质，久炖食用，鲜美益人。常用于滋阴凉血。鳖甲为常用中药，功能养阴清热，平肝息风，软坚散结。

〔2〕岳州：治所在巴陵（今湖南岳阳）。唐代辖境相当于今湖南洞庭湖东、南、北沿岸各县地，其后略小。

〔3〕昌江：鄱江北源。在江西省东北部。源出安徽祁门，西南流经波阳县与乐安江汇合为鄱江，入鄱阳湖。

【译文】

鳖主治妇女漏下，虚弱消瘦。春季的鳖吃起来味道很美，夏天则有一些腥气。

鳖甲以产于岳州、昌江的质量最好。脚呈红色的鳖不能吃，会毒杀人。

蟹[1]

足斑、目赤不可食，杀人。主散诸热。

又，堪治胃气，理经脉，消食。

蟹脚中髓及脑，能续断筋骨。人取蟹脑、髓，微熬之，令内疮中，筋即连续。

又，八月前，每个蟹腹内有稻谷一颗，用输海神。待输芒后[2]，过八月方食即好。未输时为长未成。经霜更美，未经霜时有毒。

又，盐淹之作蚄[3]，有气味，和酢食之[4]，利肢节，去五藏中烦闷气。其物虽恶形容[5]，食之甚益人。

爪：能安胎。

【注释】

〔1〕蟹：即方蟹科动物中华绒螯蟹 *Eriocheir sinensis* H. Milne-Edwards 等同类动物。食用时可生烹、盐藏、糟收、酒浸等。性寒，故常须就着姜、醋一起吃。

〔2〕输芒：古代蟹生活史中的一个传说。宋《本草图经》："俗传：蟹八月一日取稻芒两枚，长一二寸许，东行输送其长。故今南方捕得蟹，差早则有衔稻芒者，此后方可食之。以前时长未成就，其毒尤猛也。"

〔3〕蚄：《大观本草》作"蝑"，互通。

〔4〕和酢：《嘉祐本草》作"就醋"。

〔5〕恶形容：《嘉祐本草》作"形状恶"。

【译文】

脚有斑点、眼睛红色的蟹不能吃，会毒杀人。能消散各种热邪。又可治疗胃气不和，调理经脉，消化食物。

蟹脚中间的髓及蟹脑，能够把断了的筋骨接续起来。人们取出蟹脑或［脚中的肉］髓，稍微煮一下，就放进伤口里面，断了的筋就会接续起来。

又，八月份以前，每个蟹的肚子里都有一颗稻谷，将此输送给海神。必须等待着蟹经过输芒之后，也就是过了八月再吃蟹最好。蟹未经输芒，表示它还没有长成熟。经过下霜以后吃蟹更好，没经过下霜的蟹有毒性。

又，用盐腌藏过的蟹叫作"蚎"（或"蟹"），有些气味，就着醋一起吃，可使四肢关节灵便，消除五脏中能令人烦闷的病气。蟹这种动物样子长得凶恶丑陋，但吃起来对人很有益处。

蟹爪能安胎。

乌 贼 鱼^{〔1〕}

食之少有益髓。

骨：主小儿、大人下痢，炙令黄，去皮细研成粉，粥中调服之良。

其骨能销目中一切浮翳^{〔2〕}。细研和蜜点之妙。

又，骨末治眼中热泪^{〔3〕}。

又，点马眼热泪甚良。久食之，主绝嗣无子，益精。其鱼腹中有墨一片，堪用书字。

【注释】

〔1〕乌贼鱼：一名乌鲗，俗称墨鱼。为乌鲗科动物曼氏无针乌鲗 *Sepiella maindroni* de Rochebrune 或金乌鲗 *Sepia esculenta* Hoyle。肉鲜美，可益气强志，补肝滋肾。内贝壳（乌贼骨，海螵蛸）可制酸止痛，止血涩精。

〔2〕销：《嘉祐本草》作"主"。　　翳（yì）：也写作"瞖"。眼睛角膜病变后遗留下来的瘢痕组织。中医也把凡眼内外所生遮蔽视线的目障都称作翳。本条"浮翳"乃指一种表浅的翳膜，易于除去。

〔3〕热泪：中医病证名。由于风热或内热上炎，或异物入目引起。症见泪下有热感，甚至泪热如汤。常伴有眼红赤肿痛、怕光等症状。

【译文】

食用乌贼鱼，稍可补益精髓。

乌贼鱼骨治疗小儿、大人的痢疾，〔将骨〕烤炙变黄，去表层骨皮，细细地研成粉，调到粥里面一起吃，疗效很好。

它的骨能消除眼睛里各种浮翳。将骨细研成末，和蜂蜜一起点眼，非常好。

又，乌贼骨的粉末可治眼流热泪。

又，用它来点马的眼睛，治马眼热泪也很好。长期食用，可治不孕症，能补益肾精。这种鱼腹中含有一片墨液，可以用来写字。

鳗鲡鱼〔1〕

杀诸虫毒，干烧炙之令香，末，空腹食之，三五度即差。长服尤良。

又，熏下部痔，虫尽死。患诸疮瘘及疬疡风，长食之甚验。

腰肾间湿风痹，常如水洗者，可取五味、米煮，空腹食之，甚补益。湿脚气人服之良。

又，诸草石药毒，食之，诸毒不能为害〔2〕。

又，五色者，其功最胜也。

又，疗妇人带下百病，一切风瘙如虫行。其江海中难得五色者，出歙州溪泽潭中〔3〕。头似腹蛇，背有五色文者是也。

又，烧之熏毡中，断蛀虫。置其骨于箱衣中，断白鱼〔4〕、诸虫咬衣服。

又，烧之熏舍屋，免竹木生蛀蚘。

【注释】

〔1〕鳗鲡鱼：为鳗鲡科动物鳗鲡 *Anguilla japonica* Temminck et Schlegel。其肉可补虚消痔，驱风湿。

〔2〕又……为害：此条据《嘉祐本草》《证类本草》引作："又，压诸草石药毒，不能损伤人也"。恐与《嘉祐》所引同为一条。

〔3〕又，疗……泽潭中：此条《嘉祐本草》简作："兼女人带下百病，一切风。五色者出歙州。"歙州，治所在歙县（今属安徽）。唐辖境相当于今安徽新安江流域、祁门及江西婺源等地。

〔4〕白鱼：即衣鱼、蠹鱼。为衣鱼科昆虫衣鱼（ *Lepisma saccharina* ）。常栖于衣服和书籍中，啮食其上的糨糊及胶质物。

【译文】

能杀各种虫毒，干燥后再烤炙，使它发出香味。研末，空腹时服用。服三五次就可愈病。经常服用更好。

又，用它来熏身体下部的痔疮，虫全都被杀死。患各种疮瘘及瘑疡风的人，长期食用很有效果。

腰肾部位的风湿痹证，常出现［局部发冷］如水洗过。可取日用调味品、米，和鳗鲡鱼一起煮熟，空腹时食用，很有补益作用。患湿脚气的人吃了它很好。

又，服用各种有毒的植物、矿物药，如同时进食鳗鲡鱼，则诸毒不能危害人。

又，具有多种颜色的鳗鲡鱼，作用最好。

又，治疗妇女带下以及各种妇科病，各种风疹瘙痒、皮肤间似有小虫爬行。在江、海里很难得到身具多种颜色的鳗鲡鱼。［五色鳗鲡］生长在歙州的水溪、潭泽之中，头部像蝮蛇，背上有各种颜色的花纹。

又，将鳗鲡鱼火烧，用它的烟熏毛毡，可以消灭其中的蛀虫。把鳗鲡鱼骨放在箱子里的衣服中间，可以防止白鱼和其他虫子咬破衣服。

又，烧鳗鲡鱼熏房子，可使其中的竹、木制品免生蛀虫咬蚀。

鼍[1]

疗惊恐及小腹气疼[2]。

【注释】

〔1〕鼍（tuó）：一名鮀鱼，为鼍科动物扬子鳄 *Alligator sinensis* Fauvel。肉可食用，治疗癥瘕恶疮。鳞甲炙过，用于逐瘀消积杀虫。

〔2〕气疼：即气痛，中医病证名。即气滞不通引起的疼痛，多发于胸腹腰胁。可因情绪变化、痰湿阻滞或饮食劳伤引起。

【译文】

鼍治疗受惊恐［引起的病症］和小腹部的气痛。

鼋[1]

微温。主五藏邪气，杀百虫蛊毒[2]，消百药毒，续人筋。

膏：摩风及恶疮。

又，膏涂铁，摩之便明。《淮南》方术中有用处[3]。

【注释】

〔1〕鼋（yuán）：又名绿团鱼、癞头鼋，为鳖科动物鼋 *Pelochelys bibroni*（Owen），一种大型的鳖类动物。其肉、胆、脂肪（膏）均可药用。

〔2〕蛊毒：中医病名。指各种虫蛇毒气引起的疾病。中毒者症见心腹刺痛，胸胁支满，吐血便血，寒热闷乱，面色青黄或枯黑等危候。

〔3〕方术：《政和本草》作"术方"。

【译文】

鼋性微温。主治五脏的邪气，抑制各种虫毒和蛊毒，消除各种药物的毒性，能接上人肢体的断筋。

鼋膏涂擦体表治疗风邪和恶疮。

又，鼋膏涂在铁器上，再加打磨就会发亮。《淮南子》的方术中有用到它的地方。

鲛　鱼[1]

平。补五藏。作鲙食之，亚于鲫鱼。作鲊鲟食之并同。

又，如有大患喉闭，取胆汁和白矾灰，丸之如豆颗，绵裹内喉中。良久吐恶涎沫，即喉咙开。腊月取之。

【注释】

〔1〕鲛鱼：又名鲨鱼，为皱唇鲨鱼科动物白斑星鲨 *Mustelus manazo* Bleeker 及其他种类的鲨鱼。肉味很美，功能补益，消肿去瘀。

【译文】

鲛鱼性平。补益五脏。做成生鱼片食用，比鲫鱼要差一些。经过加工腌藏和做成鱼干供食用也一样。

又，如果有人患喉闭，病势很重，可取鲛鱼胆汁调和白矾粉末，做成豆粒大小的药丸，用绵裹好放进喉咙里边。过上一段时间吐出一些不好的涎沫，喉咙立即就会畅通。腊月采集鲛鱼胆。

白　鱼 [1]

主肝家不足气，不堪多食，泥人心。虽不发病，终养蛊所食。

和豉作羹，一两顿而已。新鲜者好食。若经宿者不堪食。久食令人腹冷生诸疾 [2]。或淹、或糟藏，犹可食。

又可炙了，于葱、醋中重煮一两沸食之。调五藏，助脾气，能消食；理十二经络，舒展不相及气 [3]。

时人好作饼，炙食之。犹少动气，久亦不损人。

【注释】

〔1〕白鱼：为鲤科动物翘嘴红鲌 *Erythroculter ilishaeformis*（Bleeker）。肉能健脾利水。

〔2〕新鲜……诸疾：《嘉祐本草》简作："新者好。久食令人心腹诸病。"

〔3〕又可……及气：本条《嘉祐本草》简作："可煮炙，于葱、醋中一两沸食。犹少调五藏气，理经脉。"

【译文】

白鱼能补养肝脏功能不足。不能过多食用，会使人心气软弱。虽然不会引发其他疾病，但终究为体内寄生虫提供了养料。

白鱼和豆豉做成羹，吃一两顿就行了。新鲜的白鱼好吃，要是放置过了夜的白鱼就不能吃了。长期食用白鱼会令人腹中发冷，产生各种疾病。把它腌起来，或者糟藏起来，这样还能供食用。

又可把白鱼烧炙之后，加葱、醋再煮一两滚，这样的吃法可以调理五脏，促进脾胃功能健旺，帮助消化食物，通利十二经络，使经络气机顺畅，周流连贯。

现在的人喜欢用白鱼做成饼，烤炙后食用。〔这种吃法〕还稍会引动气病，但长期食用也不至于对人有损害。

鳜 鱼 [1]

平。补劳，益脾胃。稍有毒。

【注释】

〔1〕鳜（guì）鱼：又名石桂鱼、桂鱼。为鮨科动物鳜鱼 *Siniperca chuatsi* （Basilewsky）。可补气血、健脾胃。

【译文】

鳜鱼性平。补虚劳，健脾胃。稍微有点毒性。

青 鱼 [1]

主脚气烦闷。又，和韭白煮食之，治脚气脚弱，烦闷，益心力也。

又，头中有枕，取之蒸，令气通，曝干，状如琥珀。此物疗卒心痛，平水气。以水研服之良。

又，胆、眼睛：益人眼。取汁注目中，主目暗。亦涂热疮，良。

【注释】

〔1〕青鱼：即鲤科动物青鱼*Mylopharyngodon piceus*（Richardson）。其肉、胆、枕骨均可药用。

【译文】

青鱼主治脚气病、心烦闷。又，和韭白一起煮食，治脚气病下肢软弱，心烦闷，补益心力。

又，青鱼头里面有枕骨。将它取出来蒸，蒸到上气时，取出曝晒干燥。形状像琥珀。这样东西可治疗卒心痛，消除水气。用水研磨枕骨，〔取汁服用〕效好。

又，青鱼胆、眼睛：均有益于人的眼睛。取其汁滴入人眼中，可治疗眼目昏暗。也可以外涂治热性疮肿，效果很好。

石 首 鱼 〔1〕

作干鲞，消宿食。主中恶，不堪鲜食。

【注释】

〔1〕石首鱼：为石首鱼科动物大黄鱼*Pseudosciaena crocea*（Rich.）或小黄鱼*P. polyactis* Bleeker。肉可开胃益气，明目下气。此鱼脑中石（枕骨），可磨服治石淋。

【译文】

把石首鱼制成鱼干，可以消化久停胃肠的食物，治疗中恶。不要生吃新鲜的石首鱼。

嘉　鱼[1]

微温。常于崖石下孔中吃乳石沫，甚补益。微有毒。其味甚珍美也。

【注释】

〔1〕嘉鱼：此鱼来源有多种。据《开宝本草》："此乳穴中小鱼，常食乳水，所以益人。"则嘉鱼指生活在可溶性岩石的溶蚀洞穴中的鱼类。现代研究此类鱼有鲤科动物卷口鱼 *Ptychidio jordani* Myers.齐口裂腹鱼 *Schizothorax prenanti* 之类。古代认为乳水（含有碳酸钙的岩溶性）具有补益作用，故也取嘉鱼作为食疗品。

【译文】

嘉鱼性微温。这种鱼常在山崖石孔中吃钟乳石的水沫，因此很有补益作用。稍微有些毒性。味道十分珍美。

鲈　鱼[1]

平。主安胎，补中。作鲙尤佳。补五藏，益筋骨，和肠胃，治水气。多食宜人。作鲊犹良。

又，暴干甚香美。虽有小毒，不至发病。

【注释】

〔1〕鲈鱼：本品为《嘉祐本草》新补药，云"见孟诜、日华子"。本书鲈鱼似指鮨科动物鲈鱼 *Lateolabrax japonicus*（Cuvier et Valenciennes）。李时珍所说松江四腮鲈鱼即此种。今所说鲈鱼乃杜父鱼科松江鲈鱼 *Trachidermus fasciatus* Heckel。均以味美著称。

【译文】

　　鲈鱼性平。能安胎，补养中焦脾胃。做成鱼片食用尤其好。能补益五脏，强健筋骨，调和肠胃，治疗水湿［引起的疾病］。多吃鲈鱼对人有益处，经过腌、糟之后还是很好。

　　又，曝晒干燥后味道香美。虽然也有点小毒，但不至于会引起疾病。

鲎⁽¹⁾

平。微毒。治痔，杀虫。多食发嗽并疮癣。

壳：入香，发众香气。

尾：烧焦，治肠风泻血，并崩中带下及产后痢。

脂：烧，集鼠。

【注释】

　　〔1〕鲎（hòu）：本品为《嘉祐本草》新补药，云"见孟诜、日华子"。鲎为鲎科动物中国鲎 Tachypleus tridentatus Leach。肉可供食用。

【译文】

　　鲎性平，微毒。治疗痔病，杀虫。过多食用会引发咳嗽及疮癣等病。

　　鲎壳可以加进香药中去，使各种香料更加香气浓烈。

　　鲎尾烧焦，可治疗肠风引起的大便泻血，以及崩中、带下和产后痢疾。

　　燃烧鲎脂，［它的气味］可把老鼠聚拢。

时　鱼⁽¹⁾

平。补虚劳，稍发疳痼。

【注释】

〔1〕时鱼：为鲱科动物鲥鱼 *Macrura reevesii*（Richarson），肉可温中补虚。不宜煮，可不刮鳞蒸食。

【译文】

时鱼性平。补益虚劳。稍能引发疳病及久治不愈的疾病。

黄 赖 鱼 [1]

一名鲉鮧。醒酒。亦无鳞，不益人也。

【注释】

〔1〕黄赖鱼：俗称"黄鲇头"，为鮠科动物黄颡鱼 *Pelteobagrus fulvidraco*（Richardson）。肉性平，可利尿消肿。

【译文】

黄赖鱼一名鲉鮧。可以醒酒。也是无鳞鱼，对人没有补益作用。

比 目 鱼 [1]

平。补虚，益气力。多食稍动气。

【注释】

〔1〕比目鱼：古代所称比目鱼，实为今鲽形目鱼类的总称，包括鳒、鲆、鲽、鳎、舌鳎各科鱼类，都具有身体侧扁、不对称、双眼都在身体一侧的特点。

【译文】

比目鱼性平。补虚，增进气力。过多食用稍有动气的副作用。

鮆鱼[1]

发疥，不可多食。

【注释】

〔1〕鮆鱼：俗称"刀鱼"，为鳀科动物鮆鱼 *Coilia ectenes* Jordan et Seale，肉可补气。

【译文】

能引发疥疮，不可多食。

鯸鮧鱼[1]

有毒，不可食之。其肝毒杀人。缘腹中无胆，头中无鳃，故知害人。若中此毒及鲈鱼毒者，便到芦根煮汁饮，解之。

又，此鱼行水之次，或自触着物，即自怒气胀，浮于水上，为鸦鹢所食[2]。

【注释】

〔1〕鯸鮧鱼：即河豚，为鲀科弓斑东方鲀 *Fuga ocellatus*（Osbeck）、暗色东方鲀 *F. obscurus*（Abe）及虫纹东方鲀 *F. vermicularis*（Temmin & Schlegel）等多种鱼类。含河豚毒素或河豚酸。不同种类的河豚及其不同的组织器官，毒性强弱有差异。以卵巢及肝脏的毒素最多，肠、皮肤次之，肉则几乎无毒。煮食河豚，须去尽内脏、生殖腺、双目，洗净血液，刮去表面黏液或剥去外皮，并烹煮较长时间，以防中毒。其肉鲜美，亦可补虚。但处理烹饪失当，就可能出事故，故俗有"舍命吃河豚"的说法。若中毒，必须立即抢救。

〔2〕鹢：《政和本草》作"鸧"。

【译文】

有毒，不能供食用。这种鱼的肝可以毒死人。因为它肚子里没有胆，头里面没有鳃，故可知道它对人有害。如果中了这种鱼毒以及鲈鱼毒，立刻切芦根，煮出汁液饮用，可以解毒。

又，此鱼在水中活动的过程中，有时自己触碰到了东西，它就会立刻发怒，腹中胀气，浮出水面，结果被鸦、鹞等鸟类所吃。

鯮 鱼^[1]

平。补五藏，益筋骨，和脾胃。多食宜人。作鲊尤佳。曝干甚香美。不毒，亦不发病。

【注释】

〔1〕鯮鱼：一作鲮鱼，为鲤科动物鯮鱼 *Luciobrama macrocephalus* （ Lacepede ）。

【译文】

鯮鱼性平。补养五脏，强健筋骨，调和脾胃。多吃对人很适宜，经过［腌、糟等方法］加工过的鯮鱼尤其好。晒干后味道十分香美。没有毒性，也不引发其他疾病。

黄 鱼^[1]

平。有毒。发诸气病，不可多食。亦发疮疥，动风。不宜和荞麦同食，令人失音也。

【注释】

〔1〕黄鱼：一作鳣鱼，李时珍据《尔雅》郭璞注，谓《食疗本草》黄鱼即鳣鱼，为鲟科动物鳇鱼 *Huso dauricus* （ Georgi ）。其肉一说无毒，可益气补虚。

【译文】

黄鱼性平,有毒。容易引发各种气病,不可多食。也会引发疮疡疥癣,动风。不宜和荞麦一同食用,否则会令人声音嘶哑,或根本发不出声音。

鲂 鱼⁽¹⁾

调胃气,利五藏。和芥子酱食之,助肺气,去胃家风。
消谷不化者,作脍食,助脾气,令人能食。
患疳痢者,不得食。作羹臛食,宜人。其功与鲫鱼同。

【注释】

〔1〕鲂鱼:一名鳊鱼,为鲤科动物三角鲂 *Megalobrama terminalis*（Richardson ）。

【译文】

鲂鱼调理胃气,有益于五脏。和芥子酱一起进食,有助于增进肺功能。可消除侵袭胃肠的风邪。

饮食消化不良,可以将鲂鱼制成鱼片供食用,有助于增进脾胃功能,令人增加饭量。

患疳痢的人不能吃鲂鱼。做成肉羹食用,对人很适宜。它的功效与鲫鱼相同。

牡 鼠⁽¹⁾

主小儿痫疾、腹大贪食者:可以黄泥裹烧之。细拣去骨,取肉和五味汁作羹与食之。勿令食著骨,甚瘦人。

又,取腊月新死者一枚,油一大升,煎之使烂,绞去滓,重煎成膏,涂冻疮及折破疮。

【注释】

〔1〕牡鼠：即鼠、老鼠，为鼠科动物褐家鼠*Rattus norvegicus caraco*（Pallas）、黄胸鼠*R. flavipectus*（Milne-Edwards）等。肉可治虚劳臌胀、疳积羸瘦。

【译文】

牡鼠主治小儿痫疾，肚子大、过分喜欢吃东西，可用黄泥巴裹住老鼠烧熟，仔细拣去骨头，取出鼠肉和调料汁一起制成肉羹，给［小儿］食用。不要让孩子吃着鼠骨头，否则使人消瘦。

又，取腊月刚死的老鼠一只，油一大升，油煎老鼠使它熟烂，［布包后］绞［出汁］，去渣滓，再次煎煮，制成膏。外涂治冻疮和折伤破损造成的伤口。

蜯⁽¹⁾

大寒。主大热，解酒毒，止渴，去眼赤。动冷热气。

【注释】

〔1〕蜯：即蚌蛤。为蚌科动物背角无齿蚌*Anodonta woodiana* Lea等淡水蚌类。肉可食用，功能清热滋阴，解毒明目。

【译文】

蚌性大寒。能治疗大热，解酒毒，止渴，消除眼内红赤。可以引动体内的冷气或热气。

车 螯⁽¹⁾

车螯、蝤蛑类⁽²⁾，并不可多食之。

【注释】

〔1〕车螯：陈藏器认为"是大蛤"，即帘蛤科动物文蛤 *Meretrix meretrix* L.的同类物。肉煮食，可解酒毒，治消渴及痈肿。

〔2〕蝤蛦：即蝤蛑，为蝤蛑科动物日本鲟 *Charybdis japonica*（A. Milne-Edwards）及其近缘动物。

【译文】

车螯、蝤蛦之类，都不可过多食用。

蚶⁽¹⁾

温。主心腹冷气，腰脊冷风；利五藏，建胃，令人能食。每食了，以饭压之，不尔令人口干。

又云，温中，消食，起阳，时最重⁽²⁾。出海中，壳如瓦屋。

又云，蚶：主心腹腰肾冷风，可火上暖之，令沸，空腹食十数个，以饮压之⁽³⁾，大妙。

又云，无毒；益血色⁽⁴⁾。

壳：烧，以米醋三度淬后埋，令坏，醋膏丸。治一切血气、冷气、癥癖⁽⁵⁾。

【注释】

〔1〕蚶（hān）：本品《嘉祐本草》云"新见陈藏器、萧炳、孟诜、日华子"。蚶为蚶科动物魁蚶 *Arca inflata* Reeve 及同属多种蚶子。肉和壳（又名瓦楞子）均可入药。肉可温中健胃，补血活血；壳有软坚，化痰，散瘀，消积之功。

〔2〕时：《大观本草》作"味"。

〔3〕饮：欠通，似为"饭"之误。

〔4〕益血色："血色"指面部的颜色，或称"气色"，它可以反映体内血气盈亏。气血充沛，面上血色红润。蚶肉有益于增进血色。

〔5〕癥癖：中医病名。癥，即腹中结块。参"龟甲"条注〔3〕"癥瘕"。癖，指痞块生于两胁，时痛时止。多由饮食不节，寒痰凝聚所致。

【译文】

蚶性温。主治心腹有冷气，腰脊受冷风。有益于五脏，健胃，令人食量增加。每次进食蚶之后，要吃些米饭压一压［蚶的热性］，不然会使人口干。

又，可以温养中焦脾胃，消化食物，能有助于阴茎勃起。当时的人们最看重它。生长在海中，壳像瓦屋［一样有楞沟］。

又，蚶主治心腹、腰肾之间的冷风。可将蚶放在火上烧热，使它里面的汁液沸出，空腹吃上十数个，以饭压一压，特别好。

又，蚶无毒；益血色。

蚶壳经火烧后，投入米醋中淬三次，埋入地下，任其崩坏［成粉］；然后用醋将其调膏制成药丸，治一切血气、冷气、癥癖。

蛏[1]

味甘，温，无毒。补虚，主冷利。煮食之，主妇人产后虚损。生海泥中，长二三寸，大如指，两头开。

主胸中邪热、烦闷气。与服丹石人相宜。天行病后不可食，切忌之。

【注释】

〔1〕蛏（chēng）：本品《嘉祐本草》云"新见陈藏器、萧炳、孟诜"。蛏为竹蛏科动物缢蛏 *Sinonovacula constricta*（Lamarck）等动物，肉性寒，功能养阴、清热、除烦。

【译文】

蛏味甘，性温，无毒。可以补虚，治冷利。将蛏煮熟后食用，主治妇女产后的虚损。生长在海边的泥涂中，长二三寸，像指头那么大，两头均可张开。

蛏主治胸中的邪热及消除烦闷。给服食丹石的人食用最合适。患流行病之后不可进食蛏，这一点应特别忌讳。

淡 菜[1]

温。补五藏，理腰脚气，益阳事。能消食，除腹中冷气，消疢癖气。亦可烧，令汁沸出食之。多食令头闷，目暗，可微利即止。北人多不识，虽形状不典，而甚益人。

又云：温，无毒。补虚劳损，产后血结，腹内冷痛。治癥瘕，腰痛，润毛发，崩中带下。烧一顿令饱，大效。又名"壳菜"，常时频烧食即苦，不宜人。与少米先煮熟后，除肉内两边锁及毛了[2]，再入萝卜，或紫苏、或冬瓜皮同煮，即更妙。

【注释】

〔1〕淡菜：本品《嘉祐本草》云"新见孟诜、日华子"。淡菜，为贻贝科动物厚壳贻贝 *Mytilus coruscus* Gould 和其他贻贝类的贝肉。可补肝肾，益精血。

〔2〕锁及毛：锁，疑指贝壳内的韧带；毛，疑指足丝。

【译文】

淡菜性温。补益五脏，治疗腰脚的毛病，有助于男子阳事。能帮助消化食物，消除腹中的冷气以及疢癖。也可在火上烧烤，使其肉汁沸出后食用。过多食用可引起头中发闷，眼睛昏暗，[此时]稍微通下大便就会好转。北方的人大多不认识淡菜。它的形状虽然不太漂亮，但却对人很有益处。

又，性温，无毒。补益虚劳、虚损，产后瘀血阻结于体内，腹中冷痛。治癥瘕，腰痛，滋润毛发，止崩中、带下。[将淡菜]烧熟饱餐一顿，十分有效。又名"壳菜"。平常经常烧淡菜吃就适得其反，对人体没好处。加少量的米和淡菜一起先行煮熟，然后除去肉内两边的锁和毛，再加上萝卜，或者紫苏，或者冬瓜皮一同煮，那效果就更好了。

虾[1]

平。无须及煮色白者，不可食。

谨按：小者生水田及沟渠中，有小毒。小儿患赤白游肿[2]，捣碎傅之。

动风发疮疥。[勿作鲊食之][3]，鲊内者甚有毒尔。

【注释】

〔1〕虾：《嘉祐本草》云：“新见孟诜。”虾为长臂虾科动物日本沼虾 *Macrobrachium nipponense*（de Haan）及多种淡水虾的统称。虾可补肾壮阳，通乳托毒，然也容易引起某些人动风，包括今所说过敏反应。

〔2〕赤白游肿：游肿因风热侵犯经络，随气游走，在肌肤上产生焮痛的肿块。肿块色赤的为风热盛。

〔3〕勿作鲊食之：诸本无，惟中尾万三注出《延寿类要》。与文义相合，暂补于此。

【译文】

虾性平。没有触须及煮过色发白的虾，不可食用。

谨按：生长在水田或沟渠中的虾，有小毒。小儿患赤白游肿，可将虾捣碎，外敷患部。

容易动风，引发疮疥。[不要做成鱼鲊供食用]，鲊里的虾毒性大。

蚺　蛇[1]

膏：主皮肤间毒气[2]。

肉：主温疫气。可作脍食之。如无此疾及四月勿食之。

胆：主蜃疮瘘[3]，目肿痛，疳蜃。

小儿疳痢，以胆灌鼻中及下部。

除疳疮[4]，小儿脑热[5]，水渍注鼻中。齿根宣露，和麝香末傅之。其胆难识，多将诸胆代之。可细切于水中，走者真也。又，猪及大虫胆亦走，迟于此胆。

【注释】

〔1〕蚦（rán）蛇：为蟒蛇科动物蟒蛇 *Python molurus bivittatus* Schlegel。肉性温，可祛风杀虫。胆性寒，能燥湿、杀虫，明目。

〔2〕肤：《嘉祐本草》作"肉"。考《别录》有"（膏）主皮肤风毒"一语，故从《证类本草》作"肤"。

〔3〕蛊疮瘘：蛊疮即"下部生虫，虫食其肛"。兼见病人喜眠，昏昏沉沉，不知痛痒，或下痢。蛊疮穿溃，即形成"瘘"。

〔4〕疳疮：后世的疳疮指下疳。然本书疳疮，当指小儿疳疮。症见疮生于面鼻，不痒不痛，常有汁出。汁所流处，随即成疮。

〔5〕脑热：中医病名。小儿肺脏壅滞，内有积热，上攻于脑，引起脑热。脑内津液内涸，故症见鼻中干燥无涕。

【译文】

蚦蛇膏主治皮肤之间的毒气。

蚦蛇肉主治温疫疾病。可以做成鱼片吃。如果没有这种疾病，或者在四月间，都不要吃它。

蚦蛇胆主治蛊疮瘘，眼睛肿痛，疳蛊。

小儿疳痢，可用蚦蛇胆汁灌进鼻子及下部［肛门等病患处］。

治疗疳疮，小儿脑热，用水浸渍蚦蛇胆汁，注入鼻中。牙齿根部暴露在外面，可将胆汁和麝香粉末［调和后］外敷齿根。它的胆难于识别，人多用各种胆汁来代替它。可以将蚦蛇胆切得细细的，投进水中，胆末会在水面上自行运动的就是真品。又，猪的胆和老虎的胆［切成细末］也会在水面上自行运动，但速度要慢于蚦蛇胆。

蛇 蜕 皮 [1]

主去邪，明目。治小儿一百二十种惊痫，寒热，肠痔[2]，蛊毒。诸虫恶疮，安胎。熬用之。

【注释】

〔1〕蛇蜕皮：为游蛇科动物绵蛇*Elaphe carinata*（Günther）和乌梢蛇*Zaocys dhumnades*（Cantor）等多种蛇退下的皮膜。

〔2〕肠痔：中医病名。症见肛门边有肿核疼痛，引起恶寒发热或肿核出血。相当于今肛门周围脓肿。

【译文】

蛇蜕皮能驱除邪气，明目。主治小儿一百二十种惊痫，用于治疗恶寒发热、肠痔、蛊毒、各种虫子引起的恶疮，安胎。将蛇蜕皮煎熬之后服用。

蝮　蛇[1]

主诸蟨[2]。

肉：疗癫，诸瘘；下结气，除蛊毒。如无此疾者，即不假食也。

【注释】

〔1〕蝮蛇：为蝮蛇科动物蝮蛇*Agkistrodon halys*（Pallas）。肉性温，有毒。内服祛风攻毒。

〔2〕主诸蟨：原文无药用部位。考《名医别录》胆"主蟨疮"。据此译文中补"蝮蛇胆"。

【译文】

蝮蛇〔胆〕主治各种小虫〔引起的疾病〕。

蝮蛇肉治癫病和各种瘘疮。排除阻结于腹中的邪气，驱除蛊毒。如果没有这些疾病，就不要给患者吃蝮蛇肉。

田　螺⁽¹⁾

大寒。汁饮疗热，醒酒，压丹石。不可常食。

【注释】

〔1〕田螺：为田螺科动物中国园田螺 *Cipangopaludina chinensis*（Gray）等动物。肉性寒，可清热利水，外用田螺涎治疮肿疥癣。

【译文】

田螺性大寒。汁液可以治热病，醒酒，抑制丹石药的毒性。不可经常食用。

海　月⁽¹⁾

平。主消痰，辟邪鬼毒。

以生椒酱调和食之良。能消诸食，使人易饥。

又，其物是水沫化之，煮时犹是水。入腹中之后，便令人不小便，故知益人也。

又，有食之人，亦不见所损。此看之，将是有益耳。亦名"以下鱼"。

【注释】

〔1〕海月：为不等蛤科动物海月 *Placuna placenta*（L.）。肉可供食用，消食化痰。

【译文】

海月性平。能消痰，辟除邪鬼毒。

用生花椒酱调和海月的肉供食用，效果良好，可帮助消化各种食物，使人容易感到饥饿。

　　又，这种动物是水沫变化而成的，煮过以后还是成了水。进到肚子里以后，可以使人不增加小便的量，所以知道它对人有益处。

　　又，有的人吃过海月，也没见有什么损害。由此看来，可能是对人有好处。也叫做"以下鱼"。

卷　下

胡　麻[1]

润五藏，主火灼。山田种，为四棱[2]。土地有异，功力同。休粮人重之。填骨髓，补虚气。

［青蘘］：生杵汁，沐头发良。牛伤热亦灌之，立愈。

［胡麻油］：主暗痖，涂之生毛发。

【注释】

〔1〕胡麻：为胡麻科植物脂麻 *Sesamum indicum* DC.。一名芝麻，油麻。种子黑色（乌油麻）、白色（白油麻）均可入药或食用，含有丰富的脂肪油（胡麻油）。善治肝肾不足之虚弱、眩晕，须发早白，妇人乳少等症。其叶名青蘘，含有胶质，加入水中可形成黏浆剂。腹泻和痢疾病人用作饮料有缓和刺激作用。可作菜蔬。

〔2〕山田种，为四棱：旧时认为胡麻随土地不同，蒴果有四棱、八棱的区别。"沃地种者八棱"（《本草纲目》），山田贫瘠，其果四棱。

【译文】

胡麻滋润五脏，治疗火烧伤。山区田里的胡麻茎为四棱。不同地方生长的胡麻功效却是相同的。那些讲求"休粮"的方士们很重视它，说是可以填充骨髓、补虚益气。

取鲜青蘘捣烂，用它的汁洗头发，很好。牛患热病，也可灌青蘘汁，很快就会痊愈。

胡麻油能治疗发不出声音，外涂可促使毛发生长。

白 油 麻[1]

大寒。无毒。治虚劳，滑肠胃，行风气，通血脉，去头浮风，润肌。食后生啖一合，终身不辍。与乳母食，其孩子永不病生。若客热，可作饮汁服之。停久者，发霍乱。

又，生嚼傅小儿头上诸疮良。久食抽人肌肉。生则寒，炒则热。

又，叶捣和浆水，绞去滓，沐发，去风润发。

其油：冷，常食所用也。无毒，发冷疾，滑骨髓[2]，发藏腑渴，困脾藏，杀五黄，下三焦热毒气，通大小肠，治蛔心痛[3]，傅一切疮疥癣，杀一切虫。取油一合，鸡子两颗，芒硝一两，搅服之，少时即泻，治热毒甚良。治饮食物，须逐日熬熟用，经宿即动气。有牙齿并脾胃疾人，切不可吃。陈者煎膏，生肌长肉，止痛，消痈肿，补皮裂。

【注释】

〔1〕白油麻：本品为《嘉祐本草》新补药，云"见孟诜及陈藏器、陈士良、日华子"。白油麻，即种子白色的胡麻。古药书将它单独立条。

〔2〕滑骨髓：《本草图经》作"滑精髓"。即白油麻油具有滑泄作用，使人的精髓消减。

〔3〕蛔心痛：中医病证名。因蛔虫扰动引起的上腹部疼痛，时发时止。痛时剧烈，面色苍白，四肢厥冷，又称蛔厥。可见于胆管蛔虫症、蛔虫性肠梗阻等。

【译文】

白油麻性大寒，无毒。治虚劳，滑利肠胃，疏行风气，通利血脉，驱除头部浅表的风邪，润泽肌肤。［每天］饭后服一合生白油麻，一辈子不会感到疲乏。给正在哺乳的母亲食用油麻，她的孩子永不生病。如果外感热邪，可把白油麻煮作饮或捣取汁服用。服用放置久了的白油麻，会引发霍乱。

又，把生白油麻嚼烂，敷治小孩各种头疮，效果很好。长期服用白油麻，可使人形体消瘦。生白油麻性寒，炒熟则性热。

又，将白油麻叶和米汤一起捣，［布包后］绞取汁，去滓，用它来洗头发，可去头风，使头发光润。

白油麻榨出的油，性冷。它就是我们常食的油。无毒，能引发寒性病症，滑泄人的精髓，引起脏腑阴液耗损而产生口渴，使脾脏困顿。可消除五种黄疸，排泄三焦的毒热邪气，通利大、小肠，治疗蛔心痛；外敷治疗各种疮疡疥癣，驱杀各种寄生虫。取油一合，鸡蛋二枚，芒硝一两，搅拌后服用，一会儿就会引起腹泻，治疗热毒效果很好。用它来烹调饮食物，必须每日将白油麻油煎熬后使用。放过夜的白油麻油会引起动气。牙齿有病以及脾胃虚弱的人，切记不可食用。放置久了的白油麻油煎成膏服用，可生肌长肉，止痛，消散痈肿，补合皮肤皲裂。

麻蕡[1]

微寒。治大小便不通，发落，破血，不饥，能寒。取汁煮粥，去五藏风，润肺，治关节不通，发落，通血脉，治气。

青叶：甚长发。研麻子汁沐发，即生长。［消渴］[2]：麻子一升捣，水三升，煮三四沸，去滓冷服半升，日三，五日即愈。

麻子一升，白羊脂七两，蜡五两，白蜜一合，和杵，蒸食之，不饥。

《洞神经》又取大麻，日中服子末三升，东行茱萸根剉八升，渍之。平旦服之二升，至夜虫下。

要见鬼者，取生麻子，菖蒲，鬼臼等分，杵为丸，弹子大，每朝向日服一丸。服满百日即见鬼也。

【注释】

〔1〕麻蕡：为桑科植物大麻 *Cannabis sativa* L. 雌株的幼嫩果穗。其根、茎皮、叶、花枝、种子皆可入药。种子又名麻子仁、火麻仁，含油脂，滑肠润

燥通便，多用于老年血液枯燥，产后病后体虚，大便秘结不通者。然误食一定数量的炒火麻仁，可以发生中毒，中毒程度与进食量多少成正比。

〔2〕消渴：此方出《医心方》引"孟诜食经消渴方"，据补主治。

【译文】

麻蕡性微寒。治疗大、小便不通，头发脱落。消散瘀血，[久食]不觉饥饿，能抗寒冷。[捣]取汁煮粥，驱除五脏邪风，滋润肺脏，治疗关节[痹阻]不通，头发脱落。通利血脉，治疗气分疾病。

青叶，十分有助于头发的生长。研碎麻子，取汁洗头，头发就会生长。治疗消渴病，取一升麻子捣碎，加水三升，煮三四滚，去渣滓，放冷后服用半升，一日三次，连服五天就会痊愈。

取一升麻子，七两白羊脂，五两蜡，一合白蜜，混合捣杵后蒸熟食用，令人不饥。

《洞神经》中记载，每天中午服用大麻子末三升；又取八升向东生长的茱萸根，[切细后]用水浸渍，每日清晨服二升，到晚上，就会排出寄生虫。

想要看见神鬼的人，取生麻子、菖蒲、鬼臼各等分，捣杵后做成弹子大的药丸。每天早晨面向太阳服一丸，服满一百天后就会看见神鬼了。

饧　糖[1]

补虚，止渴，健脾胃气，去留血，补中。白者，以蔓菁汁煮，顿服之。

主吐血，健脾。凝强者为良。主打损瘀血，熬令焦，和酒服之，能下恶血。

又伤寒大毒嗽，于蔓菁、薤汁中煮一沸，顿服之。

【注释】

〔1〕饧糖：饧，即饴糖、软糖。蜀本《图经》："饴即软糖也，北人谓之

饧。"为米、大麦、小麦、粟等粮食经发酵糖化制成的糖类食品，有软、硬之分。一般药用以软者为佳。

【译文】

　　饧糖可补益虚劳，止渴，使脾胃健旺，消散瘀血，补益中气。取白色的饴糖，用蔓菁汁熬煮后，一次服下。

　　能止吐血，健脾。十分黏稠的饴糖质量好。治疗跌打损伤，瘀血内留，熬饴糖使之色焦，用酒调服，能驱除恶血。

　　又，伤寒病，咳嗽甚重，将饴糖在蔓菁、薤汁中煮一个滚，一次服下。

大　豆[1]

　　平[2]。主霍乱吐逆。

　　微寒。主中风脚弱，产后诸疾。若和甘草煮汤饮之，去一切热毒气。

　　善治风毒脚气[3]，煮食之，主心痛，筋挛，膝痛，胀满。杀乌头、附子毒。大豆黄屑，忌猪肉。小儿不得与炒豆食之。若食了，忽食猪肉，必壅气致死，十有八九。十岁以上者不畏也。

　　卷：蘖长五分者[4]，破妇人恶血，良。

　　大豆，寒。和饭捣涂一切毒肿。疗男女阴肿，以绵裹内之。杀诸药毒。

　　又，生捣和饮，疗一切毒，服、涂之[5]。

　　谨按：煮饮服之，去一切毒气，除胃中热痹[6]，伤中[7]，淋露，下淋血[8]，散五藏结积内寒。和桑柴灰汁煮服，下水鼓腹胀。

　　其豆黄：主湿痹，膝痛，五藏不足气，胃气结积，益气润肌肤。末之，收成炼猪膏为丸，服之能肥健人。

又，卒失音，生大豆一升，青竹算子四十九枚，长四寸，阔一分，和水煮熟，日夜二服，差。

又，每食后，净磨拭，吞鸡子大，令人长生⁽⁹⁾。初服时似身重，一年已后，便觉身轻。 又益阳道⁽¹⁰⁾。

【注释】

〔1〕大豆：为豆科植物大豆 Glycine max（L.）Merr 的种子。入药用黑大豆。富含蛋白质、脂肪和碳水化合物。具有祛风湿，解诸毒作用，兼有滋养之效。黑大豆的嫩芽加工后即黄豆芽，又名大豆卷，可解表化湿清热。

〔2〕平：此据《医心方》。《嘉祐本草》作"寒"，《证类本草》作"微寒"。

〔3〕风毒脚气：即脚气，症见"脚气"注。古人认为该病乃因外感湿邪风毒，或为饮食厚味所伤，积湿生热，流注于脚而成。其风毒盛者，则名风毒脚气。

〔4〕蘖：《政和本草》作"蘗"。

〔5〕又……涂之：本条与前一条类似，然文字有出入，出处亦不同，故未校合。

〔6〕胃中热痹：中医病名。又名胃痹热中。即邪热闭积于胃中，引起善饥能食、小便频多，或多饮多尿，或目黄等热中证。

〔7〕伤中：《嘉祐本草》原作"肠中"。考《别录》当作"伤中"，据改。

〔8〕下淋血：《名医别录》作"下瘀血"，似更合文义。

〔9〕又，每……长生：《肘后方》有辟谷方："有大豆者，取三升，接令光明匝热，以水服，尽此则解十日。"可知本条"净磨拭"即通过"接"（揉搓）去灰尘后完整吞服大豆。

〔10〕阳道：《医心方》作"阳事"。旁注："交接事也。"

【译文】

大豆性平。主治霍乱、呕吐。

性微寒。治疗中风，脚弱，产后各种疾病。如果和甘草煮汤饮服，可除去各种毒热邪气。

善治风毒脚气。大豆煮熟食用，治胃脘痛，筋脉拘挛，膝痛，脘腹胀满。可消除乌头、附子的毒性。服用大豆黄屑，忌食猪肉。不要给小孩吃炒豆。孩子若吃了炒豆，又忽然吃了猪肉，一定会使气机壅塞，十有八九导致死亡。十岁以上的孩子没有这个忌讳。

嫩芽长五分的大豆卷，可以消散妇女腹中恶血，效果很好。

大豆性寒。大豆和饭一起捣烂，可涂抹各种毒肿。治疗男、女阴肿，用绵包裹药物放入患部。解除各种药物的毒性。

又，捣生大豆，与米汤拌和，治疗各种毒肿，内服、外涂均可。

谨按：煎煮大豆，饮服汤汁，可驱散体内各种毒气，除胃中热痹，治中焦伤损，各种淋症与恶露不行，消散小便淋血，驱散五脏中积聚内结的寒邪。桑树枝烧灰淋浇所得的汁和大豆同煮服用，可荡涤腹中积水，消除腹胀。

大豆黄治疗湿痹膝痛，能补五脏不足之气，散胃气聚积结滞，益气，润泽肌肤。大豆黄研为末，和猪油炼为丸，服用后能使人肥壮健康。

又，突然发不出声音，取生大豆一升，长四寸、宽一分的青竹片子四十九枚，加水煮熟。一天服二次，就会痊愈。

又，每天饭后，取大豆摩擦揉搓干净后吞服，［一次量可］如鸡蛋一般大小，可使人长生。开始服用时身体好像有些沉重感，一年以后，便觉身体轻捷。又能补益阳道。

薏 苡 仁 [1]

性平 [2]。去干湿脚气，大验。

【注释】

〔1〕薏苡仁：为禾本科植物薏苡 *Coix lachryma-jobi* L. 及其变种的种仁。用以煮粥，甘而美。其根亦可煮汁作糜食之，甚香，还可杀蛔虫。

〔2〕性：据卷子本《食疗本草》体例，此字当无。

【译文】

薏苡仁性平。治疗干、湿脚气，效果非常好。

赤 小 豆[1]

和鲤鱼烂煮食之，甚治脚气及大腹水肿。别有诸治，具在鱼条中。散气，去关节烦热。令人心孔开，止小便数。绿、赤者并可食。

止痢。暴痢后，气满不能食，煮一顿服之即愈。［毒肿］[2]：末赤小豆和鸡子白薄之，立差。

［风搔隐轸］[3]：煮赤小豆，取汁停冷洗之，不过三四。

【注释】

〔1〕赤小豆：又名杜赤豆、红饭豆，为豆科植物杜赤豆*Phaseolus calcaratus* Roxb或赤豆*P. angularis* Wight.（其属名今作*Vigna*）的种子。可利尿，消炎解毒。治营养不良性水肿、脚气等。

〔2〕毒肿：据《医心方》"孟诜食经毒肿方"补。

〔3〕风搔隐轸：文据《医心方》"孟诜食经风搔隐轸方"补。

【译文】

赤小豆和鲤鱼一同煮烂食用，用以治疗脚气及水肿、腹大腹胀，效果很好。另有其他加工方法，都在［鲤］鱼条下。可疏散邪气，驱除关节间的烦热。开人心窍，治疗小便频数。绿小豆、赤小豆皆可食用。　赤小豆可止痢。急性痢疾之后，脘腹气壅胀满不能饮食，煮赤小豆，一顿服下，就会痊愈。

治风毒肿痛，用赤小豆末与蛋清混合后涂抹其上，很快就可治愈。

治风缲隐疹，煮赤小豆，取其汁待凉后清洗皮肤，三四次就可治愈。

青 小 豆[1]

寒。疗热中，消渴，止痢，下胀满。

【注释】

〔1〕青小豆：即绿豆，古书将此与绿豆分作二物。参"绿豆"条。

【译文】

青小豆性寒。治疗中焦热盛，消渴，止泻痢，除脘腹胀满。

酒⁽¹⁾

味苦。主百邪毒，行百药。当酒卧，以扇扇，或中恶风。久饮伤神损寿。

谨按：中恶疰忤，热暖姜酒一碗，服即止。

又，通脉，养脾气，扶肝。陶隐居云⁽²⁾："大寒凝海，惟酒不冰。"量其性热故也。久服之，厚肠胃，化筋。初服之时，甚动气痢⁽³⁾。与百药相宜。祇服丹砂人饮之，即头痛吐热。

又，服丹石人胸背急闷热者，可以大豆一升，熬令汗出⁽⁴⁾，簸去灰尘，投二升酒中。久时顿服之，少顷即汗出差。朝朝服之，甚去一切风。妇人产后诸风，亦可服之。

又，熬鸡屎如豆淋酒法作，名曰紫酒。卒不语、口偏者，服之甚效。

昔有人常服春酒，令人肥白矣。

紫酒：治角弓风⁽⁵⁾。

姜酒：主偏风中恶。

桑椹酒：补五藏，明耳目。

葱豉酒：解烦热，补虚劳。

蜜酒：疗风疹。

地黄，牛膝，虎骨，仙灵脾，通草，大豆，牛蒡，枸杞等，皆可和酿作酒，在别方。

蒲桃子酿酒，益气调中，耐饥强志，取藤汁酿酒亦佳。

狗肉汁酿酒，大补。

【注释】

〔1〕酒：为米、麦、黍、高粱等和曲酿成的一种饮料。因加工方法不同，分为蒸馏酒（如烧酒）与非蒸馏酒（如黄酒）等。正文所述各种酒均属后者。中药应用一般浸药酒多用烧酒，做药引一般多用黄酒。诸酒皆以陈久为佳。功能通血脉，御寒气，行药势。小量可兴奋神经，增进血液循环，促进药力发挥，为驱风活血止痛药。又用为药引。

〔2〕陶隐居（456—536）：南朝宋梁间著名医药学家、道家。字通明，自号华阳隐居。丹阳（今江苏镇江附近）人。曾把《神农本草经》与《名医别录》合编加注而成《本草经集注》7卷，收药730种，为本草学重要文献。《食疗本草》引用其书。

〔3〕气痢：痢疾的一种。因气虚或气滞而下痢。气虚者下痢滑泄，大便随矢气（放屁）而出；气滞者痢下甚急，但多蟹沫（细小气泡）。

〔4〕熬：《普济方》转引时改"熬"为"炒"。今按"炒"字译义。

〔5〕角弓风：即角弓反张。症见项背强直，使体后仰，弯曲如弓状。其病由于风邪伤人，或伤口中恶风邪引起，故名。多见于高热抽筋、破伤风等病症中。

【译文】

酒味苦。治疗各种邪恶毒气引起的疾病，帮助各种药物发挥作用。酒后醉卧，用扇扇风，就可能被恶风所中。长期饮酒会损伤神志，减少寿命。

谨按：中恶疰忤，温热的姜酒饮一碗，症状就会消失。

又，酒能疏通血脉，补养脾胃之气，对肝脏有益。陶隐居说："严寒可以使大海冻结，只有酒不会结冰。"据推测是由于酒性热的缘故。长期服用，可增强肠胃功能，强健筋骨。初饮酒时，容易引起气痢。和各种药物配合使用都很适合。只有服丹砂的人饮酒，才会引起头痛、呕吐、发热等疾病。

又，服用丹石的人，胸背拘紧憋闷烦热，可用一升大豆，经炒热后使它表面渗出水液，簸去灰尘，放入二升酒中。将酒放置一段时间后，一次服下，一会儿疾病就会随着汗出而消失。每日饮酒，甚能驱除一切风症。妇女产后感受各种风邪，都可饮酒。

又，熬鸡屎，像制作豆淋酒的方法一样制成的酒，名叫"紫酒"。突然说不出话来，口歪向一边的人，服此酒很有效。

过去有人经常服用春酒，使人体胖，皮肤白。

紫酒治疗角弓风。

姜酒治疗半身不遂，中恶。

桑椹酒补益五脏，聪耳明目。

葱豉酒清解烦热，补益虚劳。

蜜酒治疗风疹。

地黄、牛膝、虎骨、仙灵脾、通草、大豆、牛蒡、枸杞等，都可配合酝酿成酒，[具体内容]在其他方子中。

葡萄酿酒，能益气调中，使人耐得饥饿，增强记忆。用葡萄藤汁酿酒，效果也很好。

取狗肉汁酿酒，滋补作用非常强。

粟　米[1]

陈者止痢，甚压丹石热。颗粒小者是，今人间多不识耳。其粱米粒粗大，随色别之。南方多畲田种之[2]，极易春，粒细，香美，少虚怯。祇为灰中种之，又不锄治故也。得北田种之，若不锄之，即草翳死；若锄之，即难春。都由土地使然耳。但取好地，肥瘦得所由，熟犁，又细锄，即得滑实。

【注释】

〔1〕粟米：即谷子，又名小米。粟米为禾本科植物粱 *Setaria italica*（L.）Beauv 的变种（var. *germanica*）的种仁。含有多种氨基酸，谷类中粟米养分最高。常用作滋养品。治脾胃虚热，反胃呕吐，消渴，泄泻等。

〔2〕畲（shē）田：原作"畬"。"畬"（yú）一义为开垦了三年的熟田。《尔雅·释地》"田……三岁曰畬"。又通"畲"。畲田（或畬田）即采用刀耕火种方法耕种的田地。杜甫有"畬田费火耕"一句即指此。联系下文"祇为灰中种之，又不锄治"，则畲田当指后者。

【译文】

久贮的粟米能止痢疾，甚能减轻服食丹石引起的热毒。颗粒小的是粟米。如今人们大多不认识此物了。粱米颗粒粗大，随颜色不同而有所区别。南方多用畲田种粟米。这种粟很容易舂出米来，米粒很细，味香美，[可补脾益气]，使人不至于虚弱气怯。只是因为粟被种植在草木灰中，又不用锄草管理的缘故。如果在北方田地种粟米，要是不锄草，草就会把苗遮盖，使苗死去；如若锄草，粟米就很难舂取。这都是由于土地不同使它形成这样的差异。只要选择一块好地，它的肥力得到恰当地使用，反复地耕犁土地，又细致地锄草松土，收获的粟米就滑溜饱满。

秫 米⁽¹⁾

其性平。能杀疮疥毒热。拥五藏气，动风，不可常食。北人往往有种者，代米作酒耳。

又，生捣和鸡子白，傅毒肿良。

根煮作汤⁽²⁾，洗风。

又，米一石，曲三升⁽³⁾，和地黄一斤，茵陈蒿一斤，炙令黄，一依酿酒法。服之治筋骨挛急。

【注释】

〔1〕秫（shú）米：唐代及唐以前多指具有黏性的禾本科的某些种类。多用以酿酒。

〔2〕煮：《大观本草》作"主"。

〔3〕升：《政和本草》作"斗"。

【译文】

秫米性平。能解除疮疥的热毒。但可使五脏气机壅滞，动风，不可经常食用。北方人常常有人种秫米，不过是用它代替米来酿酒而已。

又，捣生秫米和蛋清混匀，外涂毒肿，效果很好。

秫米根煮作汤，外洗可去风。

又，秫米一石，酒曲三升，加入地黄一斤，茵陈蒿一斤，烤炙令颜色变黄，完全按照酿酒的方法[将它们酿成酒]。服此酒可治筋骨挛急。

矿 麦[1]

主轻身，补中。不动疾。

【注释】

〔1〕矿（kuàng）麦：为禾本科植物青稞 *Hordeum vulgare* L. var. *nudum* Hook. f. 的果实。消食，和中。治食积胀满，食欲不振，呕吐泄泻。以消化米面及诸果食积见长。

【译文】

矿麦使人身体轻捷，补中。不会引发疾病。

粳 米[1]

平。主益气，止烦、泄。其赤则粒大而香，不禁水停。其黄绿即实中。

又，水渍有味，益人。都大新熟者，动气。经再年者，亦发病。江南贮仓人皆多收火稻[2]。其火稻宜人，温中益气，补下元。烧之去芒。舂舂米食之，即不发病耳。

仓粳米：炊作干饭食之，止痢。又，补中益气，坚筋骨，通血脉，起阳道。

北人炊之于瓮中，水浸令酸，食之暖五藏六腑之气。

久陈者，蒸作饭，和醋封毒肿，立差[3]。又，研服之，去卒心痛。

白粳米汁：主心痛，止渴，断热毒痢。

若常食干饭，令人热中，唇口干。不可和苍耳食之，令人卒心痛，即急烧仓米灰，和蜜浆服之，不尔即死。不可与马肉同食之，发痼疾。

淮泗之间米多。京都、襄州土粳米亦香、坚实。

又，诸处虽多，但充饥而已。

性寒^[4]。拥诸经络气，使人四肢不收，昏昏饶睡。发风动气，不可多食。

【注释】

〔1〕粳（jīng）米：即粳稻中米粒不黏的一类稻米。粳稻为禾本科植物稻 *Oryza sativa* L.的亚种，其种仁有黏（糯米）与不黏（粳米）两类。为我国人民主食之一，南方人尤多食用。

〔2〕火稻：李时珍认为："烧山地为畲田，种旱稻者，谓之火米。"疑即火稻。

〔3〕久陈……立差：本条据《嘉祐本草》。另《证类本草》引："又，毒肿恶疮：久陈者，蒸作饭，和酢封肿上，立差。"

〔4〕性寒：本条《医心方》引作"胊玄子张云"，说明是张鼎所补，故与前面所载"性平"看法不一。据下"糯米"条，本条当为"糯米"之性用。

【译文】

粳米性平。益气，止烦，止泄。色赤的粳米粒大而香美，但不能防止水液停积中焦；色黄绿的粳米可使中焦脾胃健旺。

又，水浸渍过的粳米味道美，对人体有好处。一般说来，刚熟的粳米会动气。放置两年之后，亦易引发疾病。江南储存粮食的人多数都喜欢收藏火稻。火稻对人很适宜，能温中益气，填补下焦[肝肾]。用火烧去谷壳上的芒尖，春天春取粳米食用，就不会引发疾病。

仓粳米做成米饭食用，能止泻痢。又可补中益气，使筋骨强健，血脉通利，阳道勃起。

北方人将粳米放在瓮中，用水浸泡使之[发酵]，带酸味。服用这种粳米能温暖五脏六腑之气。

用陈年日久的粳米蒸饭，加醋调和涂恶疮毒肿，很快就会把病治好。又，粳米研末服用，治疗卒心痛。

白粳米汁治疗胃脘痛，止渴，消除热毒痢。

如果经常食用干米饭，会使人容易饥饿，增加食量，口唇干燥。不可和苍耳子同食，否则会使人突然心胸疼痛。[如果出现这种情况]，立即将仓米烧成灰，和蜜浆水同服，不这样病人就会死去。不能和马肉同食，否则会引发顽固难愈的疾病。

淮水、泗水之间所产粳米很多。京都（今陕西西安）、襄州（今湖北襄樊一带）出产的土粳米亦很香美、饱满。

又，许多地方虽然出产粳米，但只不过用米充饥罢了。

[糯米]性寒。壅滞各条经脉的气血，使人四肢无力，昏昏嗜睡。发风动气，不可多食。

青 粱 米⁽¹⁾

以纯苦酒一斗渍之，三日出，百蒸百暴，好裹藏之。远行一餐，十日不饥。重餐，四百九十日不饥。

又方，以米一斗，赤石脂三斤，合以水渍之，令足相淹。置于暖处二三日，上青白衣⁽²⁾，捣为丸，如李大。日服三丸，不饥。

谨按：《灵宝五符经》中，白鲜米九蒸九暴，作辟谷粮。此文用青粱米，未见有别出处。其米微寒，常作饭食之，涩于黄，如白米，体性相似。

【注释】

〔1〕青粱米：粱米为禾本科植物粱 *Setaria italica*（L.）Beauv。最益脾胃。按颜色不同，可分为青粱米、黄粱米、白粱米等不同品种。皆能补脾胃，养五脏。

〔2〕青白衣：指食物发酵后出现的一层青白色的菌丝体。青，《政和本草》作"清"。

【译文】

用纯净苦酒（醋）一斗浸渍青粱米，三日后取出，蒸过后再曝晒。这样反复百次，包裹贮藏好。出远门时吃一顿，十天不感到饥饿。再吃一顿，四百九十天也不会饿。

又，用青粱米一斗，赤石脂三斤，混合后用水浸渍，要让水足够漫过米。放在温暖的地方两三天，水面上就会起青白衣，［捞出发酵过的米］捣烂做成李子大小的丸子。每天服用三丸，可以不感到饥饿。

谨按：《灵宝五符经》中记载，白鲜米经九次蒸九次晒后，可作为辟谷的粮食。此书所说的用青粱米，未见有其他书记载。青粱米微寒，经常做成饭供食用。味道比黄粱米要涩一些。与白粱米相同，形状性质也相似。

白 粱 米[1]

患胃虚并呕吐食及水者，用米汁二合，生姜汁一合，和服之。

性微寒。除胸膈中客热，移易五藏气，续筋骨。此北人长食者是，亦堪作粉。

【注释】

〔1〕白粱米：见"青粱米"条注〔1〕。

【译文】

平素脾胃虚弱，又呕吐食物与清水的病人，用白粱米汁二合，调和生姜汁一合服用。

白粱米性微寒。消除胸膈中的邪热，能变换［调节］五脏的功能，续接筋骨。北方人长期食用的就是这种米，也可以磨成粉。

黍 米[1]

性寒。患鳖瘕者[2]，以新熟赤黍米，淘取泔汁，生服一升，不过三两度愈。

谨按：性寒，有少毒。不堪久服，昏五藏，令人好睡。仙家重此。作酒最胜余米[3]。

又，烧为灰，和油涂杖疮，不作瘭[4]，止痛。

不得与小儿食之，令儿不能行。若与小猫、犬食之，其脚便踠曲，行不正。缓人筋骨，绝血脉。

合葵菜食之，成痼疾。于黍米中藏干脯通。《食禁》云：牛肉不得和黍米、白酒食之，必生寸白虫。

黍之茎穗，人家用作提拂，以将扫地。食苦瓠毒，煮汁饮之即止。

又，破提扫煮取汁，浴之去浮肿。

又，和小豆煮汁，服之下小便。

【注释】

〔1〕黍米：为禾本科植物稷（黍）Panicum miliaceum L.的种子。俗谓稷之黏者为黍。性平，味甘。益气补中。治泻痢，烦渴，吐逆，咳嗽，胃痛等。

〔2〕鳖瘕：中医病名。指腹中有形状像鳖的瘕块。每因脾胃虚弱，遇冷不能正常消化肉食引起。

〔3〕米：《政和本草》作"粮"。

〔4〕瘭：足疾。

【译文】

黍米性寒。患鳖瘕的人，淘洗新收获的赤黍米，取其米泔汁，生服一升；不过两三次就可痊愈。

谨按：性寒，有小毒。不可久服，使人五脏昏愦，［功能紊乱］，令人嗜睡。追求成仙的人很重视此药。黍米作酒，比其余的米都好。

又，烧黍米为灰，和油涂杖疮，不留足疾，又可止痛。

不能给小儿吃黍米，会使小儿不能行走。如果给小猫、小狗吃黍米，它们的脚就会歪曲，行走不正。使人的筋骨弛缓软弱，血脉虚竭。

黍米和葵菜同食，会引起顽固难愈的疾病。干肉贮藏在黍米

中，［久不坏］。《食禁》中记载，牛肉不能和黍米、白酒同食，否
则必生寸白虫。

老百姓家里将黍的茎穗作扫帚，用来扫地。吃苦瓠引起中毒，
煮黍的茎穗，取汁饮就可以解毒。

又，煮破旧的扫帚，取汁沐浴，可消去浮肿。

又，黍米和小豆同煮，服用其汁，可以利小便。

稷⁽¹⁾

益气，治诸热，补不足⁽²⁾。山东多食。

服丹石人发热，食之热消也。发三十六种冷病气⁽³⁾。八谷之
中，最为下苗。黍乃作酒，此乃作饭，用之殊途。

不与瓠子同食，令冷病发，发即黍酿汁，饮之即差。

【注释】

〔1〕稷（jì）：为禾本科植物稷（穄）*Panicum miliaceum* L.。稷与黍一类
二种，黏者为黍，不黏者为稷。稷可作饭，可和胃健脾，补中益气。

〔2〕益气……不足：《嘉祐本草》简作"益诸不足"。

〔3〕冷病气：即冷病，寒性疾病。由于正气虚，虚则生内寒。内寒有多
种因脏腑功能衰退而引起体内水液运化障碍的表现，如吐泻腹痛，手足逆冷、
水肿痰饮等。患者的痰涎涕唾及小便，多澄彻清冷；大便多稀薄。另《诸病
源候论》认为五官色白，脉迟、紧、微、缓、寸口虚等，为诊断寒性疾病的
依据。

【译文】

稷益气，治疗各种热病，补益各种虚弱不足之症。

山东一带多以稷为主食。服丹石药引起发热，吃了稷就可使热
消除。能引发三十六种冷病气。八种谷物之中，稷是其中最次的一
种。黍用来酿酒，稷用以作饭，二者用途不同。

稷不可与瓠子同食，能使冷病复发。若复发后饮黍酿制的酒，
就可痊愈。

小　麦[1]

平。养肝气，煮饮服之良。服之止渴。

又云：面有热毒者，为多是陈黤之色[2]。

又，为磨中石末在内，所以有毒，但杵食之即良。

又，宜作粉食之，补中益气，和五藏，调经络，续气脉[3]。

又，炒粉一合，和服断下痢。又，性主伤折，和醋蒸之，裹所伤处便定。重者，再蒸裹之，甚良。

【注释】

〔1〕小麦：为禾本科植物小麦 *Triticum aestivum* L.的种子。富含淀粉。性凉，味甘。主养心，益肾，除热，止渴，滋养强壮。浮小麦能止自汗盗汗。

〔2〕又云……之色：本条《嘉祐本草》简作："又作面有热毒，多是陈裹之色。"

〔3〕又……续气脉：本条《嘉祐本草》简作："作粉，补中益气，和五藏，调脉。"

【译文】

小麦性平。补养肝气，煮稀粥食用效果好，吃了它能止渴。

又，有热毒的小麦面，大多呈陈旧、黄黑的颜色。

又，小麦面有毒，是因为有磨中的石末混在里面。只要是用杵白春出的小麦面，吃起来就很好。

又，小麦适合于加工成面粉食用，能补中益气，调和五脏，通调经络，使血脉不断运行。又，炒小麦粉一合，用水调服止下痢。

又，小麦有治疗损伤骨折的功效。将小麦和醋同蒸后，布裹敷损伤处便可止痛。严重者，再次将小麦和醋同蒸后，裹敷患处，效果很好。

大　麦[1]

久食之，头发不白。和针沙、没石子等染发黑色[2]。暴食之，亦稍似令脚弱，为下气及腰肾间气故也。久服即好，甚宜人。熟即益人，带生即冷，损人。

【注释】

〔1〕大麦：为禾本科植物大麦 *Hordeum vulgars* L. 的果实。有营养和助消化作用。其益气补中，实五脏，厚肠胃之功不亚于粳米。大麦发芽后晒干称麦芽。生食或炒用均可。功能消食，和中，下气。

〔2〕针沙、没石子：针沙为制钢针时磨下的细粉屑，是古代用来染皂（黑）的原料之一。没石子（一作没食子）为一种虫瘿（没食子蜂的幼虫寄生在没食子树 *Quercus infectoria* Olivier 幼枝上所生），富含没食子鞣质（占50%—70%）及没食子酸（2%—4%）。没石子与针砂反应后生成黑色的鞣酸铁。古代染发常用此法。

【译文】

长期食用大麦，可使头发不白。大麦粉与针沙、没石子同染发，可使头发变黑色。突然吃过多的大麦，好像会稍稍使人脚膝软弱，这是因为大麦能下气，而且能消散腰肾间阳气的缘故。长期食用大麦就好，对人很有益处。熟了的大麦就能对人有好处，没熟夹生则性冷，反而损害人体。

曲[1]

味甘，大暖。疗藏腑中风气，调中下气，开胃消宿食。主霍乱，心膈气，痰逆。除烦，破癥结及补虚，去冷气，除肠胃中塞、不下食。令人有颜色。六月作者良，陈久者入药。用之当炒令香。

六畜食米胀欲死者，煮曲汁灌之。立消。落胎，并下鬼胎[2]。

又，神曲，使[3]，无毒。能化水谷，宿食，癥气。健脾暖胃。

【注释】

〔1〕曲：本品为《嘉祐本草》新补药，云"见陈藏器、孟诜、萧炳、陈士良、日华子"。曲即造酒之曲，含酵母菌等。古人用它行脾胃滞气，散脏腑风冷，帮助消化。现在药用的是神曲，由辣蓼、青蒿、杏仁等药加入面粉或麸皮混合发酵而成，为健脾和胃消食良药。惟胃酸过多，发酵异常者，应当忌用。

〔2〕鬼胎：《诸病源候论》："若荣卫虚损，则精神衰弱。妖魅鬼精，得入于藏，状如怀娠，故曰鬼胎。"可知这是妇女精神状态衰弱、腹中瘀血积聚时出现的一种假孕现象。腹似怀孕而大，但终年不产，甚至二三年不生。兼见面黄肌瘦等症。

〔3〕使：中医方剂的组成原则之一。在一个处方中，"主病之谓君，佐君之谓臣，应臣之谓使"（《素问》）。即在方中起主要作用的称为君药，协助君药或加强君药功效的为臣药。协助治疗兼证或抑制主要药物毒烈之性的为佐药，引导各药到达病变部位或调和诸药的为使药。

【译文】

曲味甘，性大暖。治疗脏腑中的邪气，调中下气，开胃消食。主治霍乱，心膈间痰饮呕逆。除烦，破癥痕结聚，补益虚劳，驱除冷气，从而消除肠胃中气壅塞、饮食不下等症状。使人面色美好。六月间制作的曲较好。放置很长时间的曲可用来入药。使用时应当将曲炒一下，使它发出香味。

治马、牛、羊、猪、狗、鸡等六种牲畜因进食谷米引起腹中胀满，几乎要死去，可煮曲汁灌给它们吃，症状马上可以消失。并可使人流产，也可清除鬼胎。

又，神曲，为使药，无毒。能消化水谷，宿食，去腹中滞气。健脾暖胃。

荞 麦⁽¹⁾

寒。难消，动热风。不宜多食。

虽动诸病，犹压丹石。能炼五藏滓秽，续精神。其叶可煮作菜食，甚利耳目，下气。其茎为灰，洗六畜疮疥及马扫蹄至神⁽²⁾。

荞麦味甘平⁽³⁾，寒，无毒。实肠胃，益气力，久食动风，令人头眩。和猪肉食之，患热风，脱人眉须。虽动诸病，犹挫丹石。能炼五藏滓秽，续精神。作饭与丹石人食之良。其饭法：可蒸使气馏，于烈日中暴，令口开，使舂取人作饭⁽⁴⁾。叶作茹食之，下气，利耳目。多食即微泄。烧其穰作灰，淋洗六畜疮，并驴马躁蹄。

【注释】

〔1〕荞麦：为蓼科植物荞麦 *Fagopyrum esculentum* Moench。功能开胃宽肠，下气消积。

〔2〕马扫蹄：《医心方》原校注云："仁和寺本无此三字。《证类》作'驴马躁蹄'四字。"又"扫"，《医心方》旁注："一作摇。"马扫蹄：下文的"驴、马躁蹄"同此。《齐民要术》作"马瘙蹄"，均指蹄部的疮疡。"瘙"，《广雅》："创也。"扫、躁均为通假字。

〔3〕荞麦：此下为《嘉祐本草》新补内容，云"见陈藏器、孟诜、萧炳、陈士良、日华子。"与前《医心方》引"孟诜"及"膳玄子张"条文部分吻合。因难区分诸家原文，故并列于后。

〔4〕舂：原误作"春"，形近致误。《大观本草》《政和本草》均作"舂"，今正。

【译文】

荞麦性寒。不易消化，能引动风热。不宜多食。

荞麦虽然能引动各种疾病，但能减少丹石毒性。能使五脏纯净，清除渣滓废物，令精神健旺。它的叶子可煮作菜吃，对保持耳、目的健康十分有利。还可下气。它的茎烧为灰，可用来清洗多种牲畜的疮疡疥癣及马扫蹄，最为神妙。

荞麦味甘，性平、寒，无毒。可增强肠胃功能，益气强力，长期食用可引动内风，使人头昏目眩，和猪肉同食，容易患风热，使人眉毛、胡须脱落。尽管它能引动许多疾病，但还是能够减少丹石的毒性。能纯净五脏，清除体内的渣滓、污秽，使精神健旺。做荞麦饭给服食丹石的人吃，很有好处。做荞麦饭的方法是：将荞麦蒸到上气，再取出在烈日下曝晒，使荞麦壳裂开口子，然后舂取荞麦仁作饭。叶可作蔬菜食用，能下气，使耳目保持健康。过量食用就会引起轻微的腹泻。把荞麦茎秆烧作灰，用水浇淋后，滤取汁，清洗多种牲畜的疮疡，以及驴和马的躁蹄病。

藊 豆[1]

微寒。主呕逆，久食头不白。患冷气人勿食。

疗霍乱吐痢不止，末和醋服之，下气。

其叶治瘕，和醋煮。理转筋，叶汁醋服效。

又，吐痢后转筋，生捣叶一把，以少酢浸，取汁服之，立差。

其豆如绿豆，饼食亦可。

【注释】

〔1〕藊豆：即扁豆，为豆科植物扁豆 *Lablab purpureus*（Linn.）Sweet。功能健脾和中，清暑化湿。

【译文】

扁豆性微寒，治疗呕吐呃逆。长期食用头发不白。患有寒性病的患者不可食用。

治霍乱不停地呕吐、腹泻，可用扁豆末和醋调服，能下气。

它的叶可以治瘕，用扁豆叶和醋同煮即可。能解除腿部转筋，用扁豆叶汁调醋服用有效。

又，呕吐腹泻后引起的转筋，可捣烂生扁豆叶一把，用少量醋浸渍，取其汁服用，很快就会痊愈。

扁豆像绿豆那么大，用它做成饼吃也可以。

豉[1]

能治久盗汗患者，以二升微炒令香[2]，清酒三升渍。满三日取汁，冷暖任人服之，不差，更作三两剂即止。

陕府豉汁甚胜于常豉。以大豆为黄蒸[3]，每一斗加盐四升，椒四两，春三日，夏二日，冬五日即成。半熟，加生姜五两，既洁且精，胜埋于马粪中。黄蒸，以好豉心代之。

【注释】

〔1〕豉（chǐ）：为豆科植物大豆 *Glycine max*（L.）Merr 的种子，经与青蒿、桑叶等蒸透后，又经加工发酵而成的加工品。可解表，除烦，宣郁，解毒。

〔2〕二：《政和本草》作"一"。

〔3〕黄蒸：《齐民要术》中提到"作黄蒸法"，其黄蒸乃是带麸皮的面粉作成的酱曲。本书用大豆作成黄蒸，恐系指用大豆作为原料，加水浸渍，经过发酵、蒸过后，摊冷覆盖，制成带有黄色菌类的曲。

【译文】

能够治疗长期盗汗的患者。取二升豉微炒使香味出，用清酒三升将它浸渍。满三天后取浸渍出来的汁液，不论冷热，让病人随意服用。如果病还没有好，再制作两三剂药服用，盗汗就会停止。

陕西的豆豉汁比一般的豆豉汁要好得多。把大豆制成黄蒸，每一斗大豆加盐四升，椒四两。[整个过程]春季要用三天，夏季二天，冬季五天，就可做成豆豉。待半熟时，加入生姜五两，既清洁，质量又精良，比埋在马粪中的方法更好。"黄蒸"可用好的豉心代替。

绿 豆[1]

平。诸食法，作饼炙食之佳。

谨按：补益，和五藏，安精神，行十二经脉，此最为良。今人食，皆挞去皮，即有少拥气[2]。若愈病，须和皮，故不可去。

又，研汁煮饮服之，治消渴。

又，去浮风，益气力，润皮肉。可长食之。

【注释】

〔1〕绿豆：《大观本草》作"豆苗"。绿豆为豆科植物绿豆*Phaseolus radiatna* L.（其属名今作*Vigna*）。功能清热解毒，消暑利水。为解暑常用食品。

〔2〕拥：《大观本草》作"许"。

【译文】

绿豆性平。有多种食用方法，作饼烤熟后食用为好。

谨按：补益人体，调和五脏，安定精神，促进十二经脉气血流通，以绿豆的效果最好。如今人们吃绿豆，都要打去皮，这就会稍微壅滞气机。若要治好病，必须带皮一起用，所以不可去皮。

又，绿豆研磨成汁，煮后饮服，治消渴病。

又，能疏散浮风，益气强力，润泽皮肉。可以长期食用。

白 豆[1]

平。无毒。补五藏，益中，助十二经脉，调中[2]，暖肠胃。

叶：利五藏，下气。嫩者可作菜食。生食之亦妙，可常食。

【注释】

〔1〕白豆：本品为《嘉祐本草》新补药，云"见孟诜及日华子"。白豆即饭豆。为豆科植物饭豇豆 *Vigna gyixndrica*（L.）Skeels 的种子。功能调中益气，健脾益肾。

〔2〕中：《大观本草》作"和"。

【译文】

白豆性平。无毒。补益五脏，有益中焦脾胃，有助于十二经脉〔气血流通〕，调和中焦，温暖肠胃。

白豆叶对五脏有益，下气。嫩叶可作蔬菜食用。吃生叶也很好，可以经常食用。

醋〔1〕

多食损人胃。消诸毒气，煞邪毒〔2〕。能治妇人产后血气运〔3〕：取美清醋，热煎，稍稍含之即愈。

又，人口有疮，以黄蘖皮醋渍，含之即愈。

又，牛马疫病〔4〕，和灌之。服诸药，不可多食。不可与蛤肉同食，相反。

又，江外人多为米醋〔5〕，北人多为糟醋〔6〕。发诸药，不可同食。酢研青木香服之，止卒心痛、血气等〔7〕。

又，大黄涂肿，米醋飞丹用之〔8〕。治疬癣，醋煎大黄，生者甚效。

用米醋佳，小麦醋不及。糟多妨忌。大麦醋，微寒。余如小麦也。

气滞风壅，手臂、脚膝痛：炒醋糟裹之，三两易，差。人食多，损腰肌藏。

【注释】

〔1〕醋：古称苦酒、酢、醯等。乃以米、麦、高粱或酒、酒糟等酿成的

含有乙酸的液体。能散瘀，止血，解毒，杀虫。

〔2〕邪：《医心方》原作"耶"。

〔3〕血气运：中医病名。一作血运、血晕或血运闷。多发生于妇女产后，症见心烦闷，头晕眼花，恶心呕吐，甚则神昏口噤，像要断气一样。每因产后出血过多，血气极虚，或下血过少，血随气上逆，上掩于心引起。为产后危重症之一。

〔4〕牛：《大观本草》作"治"。

〔5〕米醋：即南方用米和水在高温季节酿成的醋。一般不用任何曲类或醋母。

〔6〕糟醋：用酒糟、水和粟米饭等酿成的醋。

〔7〕酢研……等：本条《医心方》作："孟诜食经治心痛方：酢研青木香服之。"

〔8〕飞丹：将药物经研磨、捣杵、过细筛等法制成极细的粉末，称为"飞"。将飞过后的细末制成圆形小颗粒的方法称之为飞丹。

【译文】

多食醋损伤人的胃。可消除多种毒气，解邪毒。能治妇女产后血晕，取美味的清醋煎煮，趁热稍稍含在嘴里，就可治愈。

又，口中生疮的病人，用醋浸渍过的黄柏皮含在嘴里就能痊愈。

又，牛、马患有急性热病，用醋灌服〔来进行治疗〕。

服用各种药物，不可多吃醋。醋也不可与蛤肉同食。这两样东西"相反"。〔同时进食会出现毒副反应。〕

又，江南人多制作米醋，北方人多制作糟醋。〔糟醋〕能引发药物的不良作用，故不可和药物一起服用。将醋和青木香一同研末，服用后能治疗卒心痛和血气运闷。

又，大黄用米醋飞丹，用于外涂痈肿。治疗疯癣，用醋煎煮大黄。如用生大黄，效果更佳。

用米制成的醋最好，小麦醋比不上米醋。使用糟醋有许多妨碍和忌讳。大麦醋，性微寒，其他方面则和小麦醋一样。

风邪壅滞，气机不通，引起手臂、脚膝疼痛，可用醋糟炒热后布裹，外敷疼处，换上两三次药，就可痊愈。人若过多食用醋，会损伤肾脏腰肌。

糯　米⁽¹⁾

寒。使人多睡。发风，动气，不可多食。

又，霍乱后吐逆不止，清水研一碗，饮之即止。

【注释】

〔1〕糯米：即江米。为禾本科植物稻 *Oryza sativa* L. 的亚种粳稻中种仁（米粒）有黏性的一类。能补中益气，暖脾胃。治消渴，溲多，自汗，便泄，解毒等。

【译文】

糯米性寒。使人嗜睡。引发风症，扰动脏气，不可多食。

又，霍乱后呕吐呃逆不止，清水研糯米一碗，饮后就止住了。

酱⁽¹⁾

主火毒，杀百药。发小儿无辜⁽²⁾。

小麦酱，不如豆。

又，榆仁酱亦辛美，杀诸虫，利大小便，心腹恶气。不宜多食。

又，芜荑酱，功力强于榆仁酱。多食落发。

獐、雉、兔，及鳢鱼酱，皆不可多食。为陈久故也。

【注释】

〔1〕酱：为面粉或豆类，经蒸罨发酵，加盐、水制成的糊状物。长于除热，解毒。

〔2〕无辜：中医病名。小儿面色萎黄，头发枯直。经常发烧，吃饭不长肉。长年累月，最终可致死亡。古人或传说该病系由一种名叫"无辜"的鸟引

起的。若将洗好的小儿衣被露天过夜，恰巧有无辜从上飞过，就会得这种病。

【译文】

酱能治疗火热毒邪，消除各种药物毒性。引发小儿无辜病。

小麦酱，不如豆酱。

又，榆仁酱味道辛香而美。能驱除各种寄生虫。通利大小便，消除心腹间不正之气。但不可多吃。

又，芜荑酱功力比榆仁酱要强。多食会使头发脱落。

獐、麇、兔及鳢鱼酱，都不可过多食用。因为放置时间太久。

葵 [1]

冷。主疳疮生身面上、汁黄者，可取根作灰，和猪脂涂之。

其性冷，若热食之，亦令人热闷。甚动风气。久服丹石人时吃一顿，佳也。

冬月，葵菹汁。服丹石人发动，舌干咳嗽，每食后饮一盏，便卧少时。

其子，患疮者吞一粒，便作头。

主患肿未得头破者 [2]，三日后，取葵子二百粒 [3]，吞之，当日疮头开。

女人产时，可煮，顿服之佳。若生时困闷，以子一合，水二升，煮取半升，去滓顿服之，少时便产 [4]。

又，凡有难产，若生未得者，取一合捣破，以水二升，煮取一升已下，只可半升 [5]，去滓顿服之，则小便与儿便出。切须在意，勿上厕。昔有人如此，立扑儿入厕中。

又，[葵苗与叶]细剉 [6]，以水煎服一盏食之，能滑小肠。

女人产时，煮一顿食，令儿易出。

[根]，天行病后，食一顿，便失目。

吞钱不出，[根]煮汁，冷饮之，即出。

无蒜勿食。四季月食生葵⁽⁷⁾，令饮食不消化，发宿疾。

又，霜葵生食，动五种留饮⁽⁸⁾。黄葵尤忌。

【注释】

〔1〕葵：古本草为锦葵科植物冬葵 *Malva crispa* Linn、野葵 *Malva verticillata* L.。其种子功能利水，滑肠，下乳汁。全草也可食用，为古代"五菜"之一。

〔2〕得：《大观本草》作"有"。

〔3〕二：《政和本草》作"一"。

〔4〕女人……便产：本条与下条《证类本草》所引内容相同，文字有出入，今并列。

〔5〕只：《大观本草》作"日"。

〔6〕葵苗与叶：本条及以下几条条文，原引时均未出药用部位，今考《药性论》及《本草图经》近似方，分别补入药用部位，以方括号表示。　剉（cuò）：斩剁，切碎。

〔7〕四季月：四时之季月，即农历三月、六月、九月、十二月。

〔8〕五：《大观本草》作"三"。　留饮：痰饮病的一种。因饮邪日久不化，留而不去，故名。饮可留积于背、胁、胸、经络、脾等不同部位，出现不同的症状。

【译文】

葵性冷。治躯干、面部流出黄色脓汁的疮疮，可取葵根烧作灰，和猪油调匀外涂。

葵性冷，如趁热食用葵菜，也会使人发热烦闷。很能引动风气。久服丹石药的人不时吃上一顿，效果很好。

冬天用葵制作的腌菜汁［可供治疗用］。服食丹石药的人药性发作，引起舌干咳嗽时，可每次饭后饮一盏［腌葵菜汁］，然后躺下休息片刻。

患痈疮的人吞服一百粒葵子，就可使脓头拱出。

患疮肿而始终难以酝脓破头，已过三天，可吞服二百粒葵子，当天疮肿脓头就会破溃。

妇女生产时，可煮葵子汁，一次服下最好。如生产时困顿昏闷，用葵子一合，水二升，煮到还剩半升药汁时，去药滓一次服下，稍待片刻就会生产。

又，凡遇上妇女难产，如果孩子生不下来，可取一合葵子捣破，用水二升，煮至还剩下不到一升水。只取半升药汁，去药渣，一次服完，则小便与胎儿立即一块儿出来。切须注意不要上厕所。过去有人没注意这一点，胎儿立即掉入厕所中。

又，[葵的苗与叶]切细后用水煎煮，服汁一盏，能滑利小肠。

妇女生产时，煮一顿葵叶吃，可使胎儿容易生下来。

患流行病后，吃一顿[葵根]，就会双目失明。

把钱币吞进肚子里出不来，煮〔葵根〕取汁，放冷后服用，钱币很快排出。

没有蒜不要吃葵。四季月食用生葵，可使饮食不消化，引发原有的老病。

又，生吃经霜之后的葵菜，可引发五种留饮。黄葵尤当禁忌。

苋[1]

补气，除热。其子明目。九月霜后采之。

叶：食亦动气，令人烦闷，冷中损腹。

不可与鳖肉同食，生鳖瘕[2]。又，取鳖甲如豆片大者，以苋菜封裹之，置于土坑内，上以土盖之，一宿尽变成鳖儿也。

又，五月五日采苋菜和马齿苋为末，等分，调与妊娠，服之易产。

【注释】

〔1〕苋：为苋科植物苋 Amaranthus tricolor L.。主含维生素C，幼小柔茎细叶可食，种子亦可入药。功能清热，利窍。

〔2〕鳖瘕：指腹中有结块，像鳖的形状一样。病因是脾胃虚弱，不能消化冷物。与鳖瘕的区别在于它这种结块用手推之不能移动。

【译文】

苋可补气，清热。苋菜子能明目。九月霜降后采收。

苋叶食用后也可动气，令人烦闷，腹中寒冷，有损肠胃。

苋不可和鳖肉同吃，容易引起鳖瘕。只要取豆瓣大的鳖甲，用苋菜包封裹藏，放在土坑内，上面用土盖好，一夜之后［鳖甲片］都变成小鳖了。

又，五月五日采收苋菜和马齿苋，分别制成粉末，用时各取相等的量，调拌好给孕妇服用，有助于顺利生产。

胡 荽[1]

平。利五藏，补筋脉。主消谷能食。若食多，则令人多忘。

又，食着诸毒肉，吐、下血不止，顿瘀黄者[2]，取净胡荽子一升，煮使腹破，取汁停冷，服半升，一日一夜二服即止。

又，狐臭䘌齿病人不可食，疾更加。久冷人食之，脚弱。患气，弥不得食。

又，不得与斜蒿同食。食之令人汗臭[3]，难差。

不得久食，此是薰菜[4]，损人精神。秋冬捣子，醋煮熨肠头出，其效。

可和生菜食，治肠风。热饼裹食甚良。

利五藏不足。不可多食，损神。

胡荽味辛温一云微寒[5]，微毒。消谷，治五藏，补不足，利大小肠，通小腹气，拔四肢热，止头痛，疗沙疹、碗豆疮不出，作酒喷之立出。通心窍，久食令人多忘。发腋臭，脚气。

根发痼疾。

子：主小儿秃疮，油煎傅之。亦主蛊、五痔及食肉中毒下血：煮，冷取汁服。并州人呼为"香荽"[6]。入药炒用。

【注释】

〔1〕胡荽（suī）：又名香菜。为伞形科芫荽 *Coriandrum sativum* L. 的带根全草。嫩苗可作菜，或加入汤中调味。香窜，可内通心脾，外达四肢，能辟一切不正之气。功能发汗透疹，消食下气。

〔2〕瘀：同"秃"，原义为头疮，与文义不合。《政和本草》引作"瘝"。

胡葱条同类方此字作"瘊"。当以"瘊"字为正。

〔3〕殠（chòu）：臭。

〔4〕薰菜：指气味辛香刺激的蔬菜，如姜、葱、蒜、薤、胡荽等。薰，香草，其气香。引申为香气及刺激气味。

〔5〕胡荽：以下为《嘉祐本草》新补，云"见孟诜、陈藏器、陈士良、日华子"。

〔6〕并州：唐代辖境相当于今山西阳曲以南、文水以北的汾水中游地区。

【译文】

胡荽性平，有益于五脏，补筋续脉。能消化食物，增进食欲。如多食，就会使人健忘。

又，吃到各种有毒的肉类，使人吐血、下血不止，面色立刻痿黄，取干净的胡荽子一升，煎煮到子壳破裂，取其汁放冷，一次服用半升。一日一夜共服二次，就可止血。

又，患有狐臭、虫牙（龋齿）的病人不可食胡荽，否则病会加重。久患冷病的人吃了它，腿脚萎弱。患有气病的人更加不能吃。

又，胡荽不能与斜蒿一起吃。吃了令人出臭汗，很难痊愈。

不可长期食用胡荽。这是薰菜，会损伤人的精神。秋冬季将胡荽子捣烂，用醋煎煮后，［布包乘热］敷熨突出肛门外的大肠头，非常有效。

可以和生菜同吃，治疗肠风。用热饼裹着胡荽食用更好。

有利于五脏，补其不足，但不可多食，能损人精神。

胡荽味辛，性温（一说性微寒），有小毒。能消化食物，调理五脏，补其不足；通利大小肠，使小腹之气畅通，驱除四肢邪热，止头痛，治疗沙疹及碗豆疮不能发出，［用胡荽］浸酒喷患处，疹、疮立刻发出。能通心窍，久食令人记忆力减退。引发腋臭和脚气病。

胡荽根容易引发久治不愈的顽疾。

胡荽子治疗小儿头部秃疮，用油煎后外敷患部。也治疗蛊毒、五痔及吃肉中毒引起的下血：煎煮胡荽子，待冷却后取汁服用。并州一带的人称为"香荽"。入药炒过后使用。

邪　蒿^{〔1〕}

味辛，温，平，无毒。似青蒿细软。主胸膈中臭烂恶邪气。
利肠胃，通血脉，续不足气。生食微动风气，作羹食良。不与
胡荽同食，令人汗臭气。

【注释】

〔1〕邪蒿：本品为《嘉祐本草》新补药，云"见孟诜、陈藏器、萧炳、
陈士良、日华子"。邪蒿或考为伞形科植物香蒿 *Artemisia carvifolia* Buch.-
Ham.。

【译文】

邪蒿味辛，性温、平，无毒。［邪蒿茎叶］像青蒿一样细碎柔
软。可驱除胸膈中臭烂邪恶之气。通利肠胃，使血脉流通，接续不
足之气。生吃［邪蒿］能微动风气，作菜羹食用很好。不可和胡荽
同食，否则令人出臭汗。

同　蒿^{〔1〕}

平。主安心气，养脾胃，消水饮。又，动风气，熏人心，
令人气满，不可多食。

【注释】

〔1〕同蒿（hāo）：本品为《嘉祐本草》新补药，云"见孟诜、陈
藏器、萧炳、陈士良、日华子"。同蒿或写作茼蒿，为菊科植物蒿子杆
Chrysanthemum carinatum Scbousb.（多栽培于北方）、南茼蒿 *C. segetum* L.（多
栽培于南方）。为日常蔬菜之一。

【译文】

同蒿性平，能够安心气，补养脾胃，消散水饮。又，能引动风气，［它的辛烈气味］可薰灼人心，使人气闷，不可多食。

罗 勒⁽¹⁾

味辛、温，微毒。调中消食，去恶气，消水气，宜生食。

又，疗齿根烂疮，为灰用甚良。不可过多食，壅关节，涩荣卫，令血脉不行。

又，动风发脚气。患哕⁽²⁾，取汁服半合，定。冬月用干者煮之。

子：主目翳及物入目，三五颗致目中，少顷当湿胀⁽³⁾，与物俱出。

又，疗风赤眵泪。

根：主小儿黄烂疮⁽⁴⁾，烧灰傅之佳。北人呼为"兰香"，为石勒讳也⁽⁵⁾。

【注释】

〔1〕罗勒：本品为《嘉祐本草》新补药，云"见孟诜、陈藏器、萧炳、陈士良、日华子"。罗勒为唇形科植物罗勒 *Ocimum basilicum* L.。全草和果实（罗勒子）可入药。全草芳香避秽，果实去眼中风热，俗称"光明子"。

〔2〕哕（wā）：中医症状名。即感到恶心时发出的阵阵干呕。多因胃肠有秽恶之气停积所致。

〔3〕主……湿胀：罗勒的果实表面有一层黏液质。当它放入眼中后，被泪水湿润，黏液质膨胀，好像包了一层白色的膜，可黏附异物，但此膜并非眼中翳膜。

〔4〕黄烂疮：中医病名。又名王（wàng）烂疮。症见疮发如芝麻粒，很快增大蔓延。泡大浆旺，流汁溃烂，像烫火伤一样，故名王灼疮。相当于今大疱性脓疱病。病由脏腑有热，热熏皮肤，外有湿气侵袭引起。

〔5〕石勒（274—333）：上党武乡（今山西榆社北）人，属羯族。十六国时期后赵的建立者，统治中国北方大部分地区。为避其名讳"勒"，改罗勒为

"兰香草"。又当时蔑称少数民族为"胡"，为避"胡"字讳，北方称"胡瓜"叫"黄瓜"。

【译文】

罗勒味辛，性温，有小毒。能调理中焦脾胃，消化食物，驱除恶气，消散水气。适合于生吃。

又，治牙齿根部的烂疮，将罗勒烧灰使用效果很好。不可过多食用，否则能壅滞关节，凝涩荣卫之气，令血脉不流通。

又，它能引动风气和脚气病。患者作呃时，服用罗勒汁半合，就能止住。冬天可用干罗勒用水煮之。

罗勒子治疗目生翳障及异物入目，把三五颗放入目中，过了一会儿罗勒子被湿润后胀大，可将异物一块儿黏出来。又可治疗风热侵袭，眼睛红赤流泪，眼屎很多。

罗勒根治小儿黄烂疮，烧灰外敷效果好。北方人称这种植物为"兰香"草，是为了避石勒的讳。

石 胡 荽⁽¹⁾

寒。无毒。通鼻气，利九窍，吐风痰，不任食。亦去瞖，熟挼内鼻中，瞖自落。俗名"鹅不食草"。

【注释】

〔1〕石胡荽：本品为《嘉祐本草》新补药，云"见孟诜、陈藏器、萧炳、陈士良、日华子"。唐代石胡荽或考为伞形科植物天胡荽 *Hydrocotyle sibthorpioides* Lam. 或其同属近缘植物。清《植物名实图考》所绘"石胡荽"为菊科植物石胡荽 *Centipeda minima* (L.) A. Br. et Aschers. 的全草。揉搓后有刺激性香气。二者均可通鼻，去瞖，祛风，散寒。

【译文】

石胡荽性寒。无毒。使鼻腔气畅通，有利于九窍。可涌吐风痰。不能充当日常菜蔬食用。也可消除目生翳膜。将石胡荽反复揉搓后纳入鼻中，翳膜自行脱落。俗名"鹅不食草"。

蔓 菁⁽¹⁾

温。消食，下气，治黄疸，利小便。

根：主消渴，治热毒风肿。食令人气胀满。

其子九蒸九暴，捣为粉，服之长生。压油，涂头，能变蒜发⁽²⁾。

又，研子入面脂，极去皱。

又，捣子，水和服，治热黄、结实不通，少顷当泻一切恶物，沙、石、草、发并出。又利小便。

又，女子妒乳肿，取其根生捣后，和盐醋浆水煮，取汁洗之，五六度差。又，捣和鸡子白封之，亦妙。

【注释】

〔1〕蔓菁：一名芜菁，为十字花科植物芜菁 *Brassica rapa* L.的块根及叶、种子。块根可食用。主开胃下气，利湿解毒。

〔2〕蒜发：即青壮年人的花白头发。

【译文】

蔓菁性温。功能消化饮食，下气。治疗黄疸，利小便。

蔓菁根可治疗消渴，消散风热毒肿。食用［蔓菁］会使人腹中气滞胀满。

蔓菁子蒸过后再曝晒，如此反复九次蒸晒后捣成粉，服用此粉可以长生不老。榨出的油涂抹头部，可以治疗蒜发。

又，蔓菁子研末加入面脂中，极能消除皱纹。

又，捣蔓菁子用水调服，治疗实热黄疸，大便秘结不通，［服药后］不一会儿就会泻出所有的污秽浊物，像沙粒、石头、乱草、毛发等都一起被泻出来。又可利小便。

又，妇女乳房患乳痈，取新鲜蔓菁根捣烂后，加入盐、醋、浆水一同煮，用其汁洗乳房，经五六次就可痊愈。又，捣蔓菁根调入鸡蛋清外敷［乳房］，效果也非常好。

冬　瓜⁽¹⁾

寒。右主治小腹水鼓胀⁽²⁾。

又，利小便，止消渴。

又，其子：主益气耐老，除心胸气满，消痰止烦。

又，冬瓜子七升，［以］绢袋盛［之］，投三沸汤中，须臾［出］，曝干⁽³⁾，又内汤中。如此三度乃止，曝干。

与清苦酒浸之一宿⁽⁴⁾，曝干为末，服之方寸匕，日二服⁽⁵⁾，令人肥悦。

又，明目，延年不老。

案经：［食之］压丹石⁽⁶⁾，去头面热风。

又，热发者服之良。患冷人勿食之，令人益瘦⁽⁷⁾。取冬瓜一颗，和桐叶与猪食之。一冬更不食诸物，［自然不饥］⁽⁸⁾，其猪肥长三四倍矣。

又，煮食之，能炼五藏精细。欲得肥者，勿食之，为下气。欲瘦小轻健者，食之甚健人⁽⁹⁾。

又，冬瓜人三［五］升，退去皮壳，［捣］为丸⁽¹⁰⁾。空腹及食后各服廿丸，令人面滑静如玉⁽¹¹⁾。可入面脂中用。

【注释】

〔1〕冬瓜：又名白瓜，为葫芦科植物冬瓜*Benincasa hispida*（Thunb.）Conn.。瓜瓤可作菜蔬，瓜皮、瓜子均可入药。功能利水，消痰，清热，解毒。

〔2〕鼓胀：中医病证名。一作臌胀。症见腹部胀大，肚皮青筋显露，但四肢不太肿胀（故又名单鼓、单腹胀）。多由癥瘕积块发展而来。今血吸虫病、肝硬化等病皆可出现本证。

〔3〕又……曝干：此条括号中文卷子本脱，据《嘉祐本草》补。

〔4〕清：卷子本误作"滑"，今改。

〔5〕服之……二服：此句《嘉祐本草》作"日服之方寸匕"。

〔6〕食之：卷子本无，据《医心方》补。

〔7〕又，热发……益瘦：本条《嘉祐本草》简作："热者食之佳，冷者食之瘦人。"

〔8〕自然不饥：卷子本脱。《证类本草》引本条作："一冬更不要与诸物食，自然不饥，长三四倍矣。"据补。

〔9〕又，煮……健人：本条《证类本草》作："煮食之，炼五藏，为下气故也。欲得瘦轻健者，则可长食之；若要肥，则勿食。"

〔10〕又……为丸：本条《嘉祐本草》作："又取子三五升，退去皮，捣为丸。"据此补入"五""捣"二字。

〔11〕空腹……如玉：《嘉祐本草》作："空腹服三十丸，令人白净如玉。"

【译文】

冬瓜性寒。治疗小腹部的水肿、膪胀。

又，能利小便，止消渴。

又，冬瓜子能益气，抗衰老，除心胸间气滞满闷，消痰饮，止烦躁。

又，用绢布袋盛七升冬瓜子，放入开了好几滚的沸水中，很快取出，晒干。然后又放入开水中，如此三次，才可停止。将冬瓜子晒干。

又用清醋浸泡一夜，晒干研成粉末。一次服方寸匕，一天二次，可使人心宽体胖。

又，可明目，使人长生不老。

谨按：食用后可减少服丹石〔引起的毒性〕，驱除头面部风热之气。

又，〔服丹石药引起〕发热的人，服冬瓜效果好。患冷病的人不要吃冬瓜，使人形体更加消瘦。取冬瓜一个，和桐叶一起饲养猪。整个冬天不再喂别的东西〔给猪吃〕，猪也不会感到饥饿。这样喂养的猪比其他的猪要肥大三四倍。

又，煮冬瓜食用，能纯净五脏。〔本来精瘦细小的人〕，想要肥胖，就不要吃冬瓜，因为它能下气。如要想形体瘦小、动作轻灵敏捷的人，吃冬瓜很能使人健美。

又，取剥了皮壳的冬瓜仁三五升，捣烂作成丸药。饭前空腹及饭后各服二十丸，可使人面部滑润细嫩如玉。也可加入面脂中使用。

濮 瓜⁽¹⁾

孟诜说：肺热消渴，取濮瓜去皮，每食后嚼吃三二两，五七度良。

【注释】

〔1〕濮瓜：本条《证类本草》引述于白冬瓜条下，种类不明，疑是冬瓜的一个品种。

【译文】

孟诜说：治疗肺热消渴，可取濮瓜去皮，每天饭后嚼食二三两。经服用五、七次后效果很好。

甜 瓜⁽¹⁾

寒。右止渴，〔益气〕⁽²⁾，除烦热。多食令人阴下痒湿⁽³⁾，生疮。

又，发瘅黄⁽⁴⁾，动宿冷病，患癥瘕人不可食瓜。〔若食之饱胀，入水自消〕⁽⁵⁾。

其瓜蒂：主治身面四肢浮肿，杀蛊⁽⁶⁾，去鼻中瘜肉，阴瘅黄及急黄⁽⁷⁾。

又，生瓜叶：捣取汁⁽⁸⁾，治人头不生毛发者，涂之即生。

案经：多食令人羸惙虚弱，脚手少力⁽⁹⁾。其子热，补中焦，宜人。其肉止渴，利小便，通三焦间拥塞气。

又方，瓜蒂七枚，丁香七枚，〔小豆七粒，〕捣为末，吹〔黑豆许于〕鼻中，少时治癔气，黄汁即出，差⁽¹⁰⁾。

又，补中。打损折，碾末酒服去瘀血，治小儿疳。《龙鱼河

《图》云：瓜有两鼻者杀人；沉水者杀人；食多饱胀，可食盐，化成水^{〔11〕}。

【注释】

〔1〕甜瓜：《证类本草》引列瓜蒂条下，文序与卷子本大异。然《嘉祐本草》"新补"文序与卷子同，简作："甜瓜：寒，有毒。止渴，除烦热，多食令人阴下湿痒，生疮。动宿冷病，发虚热，破腹。又，令人惙惙弱，脚手无力。少食即止渴，利小便，通三膲间拥塞气。兼主口鼻疮。叶：治人无发，捣汁涂之即生。"甜瓜一名香瓜，为葫芦科植物甜瓜 *Cucumis melo* L. 的果实。为常见果品，可生食。功能清暑热，解烦渴，利小便。果蒂名"瓜蒂"，为催吐药。种子名"甜瓜子"，能消瘀散结，开痰利气。《嘉祐本草》新补载甜瓜"有毒"，《证类》亦载"瓜有毒"，卷子本无。按本品瓜蒂有毒，其瓜肉无毒。

〔2〕益气：卷子本脱。据《证类本草》补。

〔3〕痒湿：《证类本草》《嘉祐本草》新补均作"湿痒"。

〔4〕瘅黄：卷子本"瘅"误作"痹"，据《医心方》改。瘅黄即热盛黄疸。

〔5〕若食之饱胀，入水自消：卷子本无。据《证类本草》补。考《本草经集注》瓜蒂条："（食甜瓜）若觉多，即入水自渍，便即消"，可知"入水"是指食瓜人进入水中。另《嘉祐本草》"甜瓜"条载："劫宿冷病，发虚热，破腹"。其中"破腹"殊难理解。体会为患癥瘕人不可多食瓜，过饱胀，可破腹，亦无不可。但原文简略，难以妄断。

〔6〕蛊：卷子本、《大观本草》均作"虫"。参《本经》瓜蒂主治，从《政和本草》作"蛊"。

〔7〕阴瘅黄及急黄：《证类本草》作"癥黄黄疸及暴急黄"。阴瘅黄，中医病名。即阴黄，黄疸病之一。《诸病源候论》载作"阳气伏，阴气盛，热毒加之。故但身面色黄，头痛而不发热，名为阴黄"。后世所指阴黄，多因阳黄迁延日久，症见身目萎黄晦黯，胃弱腹胀，神疲乏力，胁肋隐痛等症。今慢性肝炎中常见此症。

〔8〕本条《证类本草》作："叶生捣汁生惙。"

〔9〕羸惙虚弱，脚手少力：《证类本草》《嘉祐本草》"新补"均将"羸惙"作"惙惙"，"少力"作"无力"。

〔10〕又方……差：本方《证类本草》作："取瓜蒂、丁香各七枚，小豆七粒，为末，吹黑豆许于鼻中，少时黄水出，差。"据此补入卷子本所脱括号中文。

〔11〕又，补中……成水：本条卷子本无，据《证类本草》补。

【译文】

甜瓜性寒。能止渴，益气，消除烦热。多食令人阴部瘙痒潮湿，生疮。

又，能引起瘅黄病，引动旧日的冷病，患癥瘕积聚的病人不可食瓜。如果吃瓜太饱而引起腹胀，就将身体浸泡在水里，腹胀则会自行消去。

甜瓜蒂治全身面部四肢浮肿，杀蛊毒，消去鼻中的瘜肉，治阴瘅黄及急黄。

又，捣生甜瓜叶取汁，治头上不长毛发。［可用其汁］外涂头部就长头发。

谨按：过量食用使人瘦弱疲乏，四肢无力。甜瓜子性热，补益中焦，对人体适宜。甜瓜肉能止渴，利小便，使三焦间的壅塞之气流通。

又，瓜蒂七枚，丁香七枚，小豆七粒，共捣为末，吹大约黑豆那么多的瓜蒂末于鼻中，一会儿就可使壅气消散，流出黄色液体，病即痊愈。

又，能补中，治跌打损伤骨折，可碾甜瓜为末，用酒调服消除瘀血，治疗小儿疳。《龙鱼河图》记载：甜瓜如有两条瓜蒂者，能毒杀人；沉入水中的甜瓜也能置人于死地。过多食用甜瓜，腹中饱胀，可吃些盐，使它化成水。

胡 瓜[1]

寒。不可多食，动风及寒热。又发痔疟[2]，兼积瘀血。

案：多食令人虚热上气，生百病，消人阴，发疮［疥］，及发疟气[3]，及脚气，损血脉。天行后不可食，［必再发］[4]。

小儿食，发痢，滑中，生疳虫[5]。

又，不可和酪食之[6]，必再发。

又，捣根傅胡刺毒肿[7]，甚良。

胡瓜[8]：叶：味苦，平，小毒。主小儿闪癖[9]：一岁服一叶，已上斟酌与之。生捼绞汁服，得吐、下。

其实味甘，寒，有毒。不可多食，动寒热，多疟病，积瘀
热，发痑气⁽¹⁰⁾，令人虚热上逆，少气，发百病及疮疥，损阴血
脉气，发脚气，天行后不可食。小儿切忌，滑中，生疳虫。不
与醋同食。北人亦呼为黄瓜，为石勒讳，因而不改。

【注释】

〔1〕胡瓜：《医心方》所引"孟诜"及"胎玄子张"条文与卷子吻合。另
《嘉祐本草》胡瓜为新补药，云见"千金方及孟诜、陈藏器、日华子"。其文
附后。胡瓜即黄瓜，为葫芦科植物黄瓜 Cucumis sativus L.。富含营养，功能除
热，利水，解毒。为现代人们常食菜蔬。

〔2〕痁（shān）疟：《医心方》作"疟病"。段玉裁《说文解字注》注：
"有热无寒之疟"。

〔3〕痃（xuán）气：即痃。泛指生于腹腔内弦索状的痞块。后世以痃病
为脐旁两侧像条索状的块状物。也有将两胁弦急，胁肋胀痛为痃气者。

〔4〕案……必再发：本条《医心方》作："胎玄子张云：发痃气，生百病，
消人阴，发诸疮疥，发脚气，天行后卒不可食之，必再发。"据此校合，补入
方括号中字。

〔5〕疳：原作"甘"，据《嘉祐本草》新补改。

〔6〕酪：《嘉祐本草》新补作"醋"。

〔7〕胡刺毒肿：即狐刺毒肿。《诸病源候论》认为是野狐在植物棘刺上撒
了尿，人手指足趾被刺伤之后，引起局部红肿热痛。《千金翼方》则认为："凡
诸螳螂之类，盛暑之时，多有孕育。游诸物上，必有精汁。其汁干久则有毒。
人手触之，不疑之间，则成其疾，故曰狐尿刺。日夜燋痛，不识眠睡。"上二
说病因稍异，但均为肢端无名毒肿。

〔8〕胡瓜：此下文字见《嘉祐本草》。其文意思多同，但文字差别较大，
故仍辑录于此，仅删除"其实"之前的"根捣傅胡刺毒肿"一句。

〔9〕闪癖：《圣济总录》载："诸癖本于饮"。小儿各种癖结，皆由脏腑不
和，三焦不调，寒湿侵袭，乳哺不化，饮食结聚而成。"闪癖"一名尚未见他
书，据下文服药后的效应，可知也是饮食积聚所致。

〔10〕痑气：即引起痑（或注）病的邪气。邪气居住在人体，可产生
多种注病，以迁延日久，又有传染性为特征。参"竹"条注〔4〕"鬼痑
恶气"。

【译文】

胡瓜性寒。不可多食，易动风及引起恶寒发热。又能引发痁疟，兼能使瘀血积聚。

谨按：过多食用使人产生虚热，气上逆，还会引起各种病症，消损人的阴血，引发疮疡疥癣、疝气，以及脚气病，使血脉受损。得流行病之后不可吃胡瓜，否则一定会复发。

小儿食用胡瓜，可引起泻痢，滑利中焦，产生疳虫。

又，不可和乳酪同吃，否则一定会使疾病复发。

又，捣胡瓜根外敷胡刺毒肿，效果很好。

胡瓜叶味苦，性平，有小毒。治疗小儿闪癖，一岁服一片叶，［二岁］以上据具体情况决定服用量。将新鲜叶片揉搓后绞取汁服用，会产生呕吐、泻下。［以排除体内积聚的饮食。］

胡瓜实味甘，性寒，有毒。不可多食，易引动恶寒发热，多患痁病，使瘀热积聚，引发洼气，使人产生虚热，气上逆，少气。促使各种疾病及疮疡疥癣发生，损害人的阴血和血脉流行，引发脚气病。患流行病之后不可进食。小孩特别忌讳［吃胡瓜］。可滑利中焦，生疳虫。不可和醋同吃。北方人也称它为黄瓜。为了避石勒（胡人）讳，因而不敢称胡瓜。

越　瓜[1]

寒。右主利阴阳，益肠胃，止烦渴，不可久食，发痢。

案：此物动风。虽止渴，能发诸疮。令人虚，脚弱，虚不能行［立］[2]。小儿夏月不可与食，成痢，发虫。令人腰脚冷，脐下痛[3]。

患时疾后不可食[4]。

不得和牛乳及酪食之。

又，不可空腹和醋食之，令人心痛。

【注释】

〔1〕越瓜：又名菜瓜，稍瓜。为葫芦科植物越瓜 *Cucumis melo* L. var.

conomon.（Thunb）Mak.。为南方夏季主要菜蔬之一。生食也可。主利小便，
解热毒。

〔2〕案……行［立］：此据卷子。本条《证类本草》节引本条为："又发诸
疮，令人虚弱。"《医心方》简作："动气，虽止渴仍发诸疮。令虚，脚不能行
立。"今补"立"字。

〔3〕令人……下痛：此句《证类本草》作："冷中，常令人脐下为癥痛。"

〔4〕患时疾后不可食：本条《证类本草》作："又天行病后不可食。"

【译文】

越瓜性寒。有利于体内阴阳协调，补益肠胃，止烦渴，不可久
食，恐引发痢疾。

谨按：此物动风。虽能止渴，但也能引发各种疮疡。使人体
虚，脚弱，以至于虚得不能行走站立。小儿夏天不可给他吃越瓜，
否则造成痢疾，引起腹中虫［扰动］。可使人腰部脚膝发冷，肚脐
下部疼痛。

患季节性流行性疾病痊愈后，不可食越瓜。

不能和牛奶及乳酪一同进食。

又，不可在空腹时将越瓜和醋一起吃，会使人胃脘疼痛。

芥 [1]

主咳逆，下气明目，去头面风。大叶者良。煮食之亦动气，
犹胜诸菜。生食发丹石，不可多食。

其子：微熬研之，作酱香美，有辛气，能通利
五藏。

其叶不可多食。又，细叶有毛者杀人。

【注释】

〔1〕芥：为十字花科植物芥菜 *Brassica juncea*（L.）Czern. et Coss. 的茎
叶。可作蔬菜。种子除榨油供食用外，也作药用，称"白芥子"。功能宣肺豁
痰，温中利气。

【译文】

　　芥可治疗咳嗽气逆，有下气明目，驱散头面部风气的功效。大叶芥菜很好，虽然煮后食用也会动气，还是比其他蔬菜要好。生吃芥菜能引发丹石药，不可多吃。

　　芥菜子稍微煎熬之后研烂，制成酱，味道香美，有辛辣气，故能通利五脏。

　　芥叶不可多吃。又，叶细有绒毛的芥菜，可致人死命。

萝　卜 [1]

　　性冷。利五藏，轻身益气。

　　根：消食下气。甚利关节，除五藏中风，练五藏中恶气。服之令人白净肌细。

【注释】

　　〔1〕萝卜：为十字花科植物萝卜 *Raphanus sativus* L. 的根。功能消积滞，化痰热，下气定喘，宽中，解毒。种子名莱菔子。主下气定喘，消食化痰。适当用量不致伤气。

【译文】

　　萝卜性冷，对五脏有利，使身体轻健，气力充足。

　　萝卜根消化饮食，下气。对疏利关节很有作用，能驱除五脏中的风气，纯净五脏，排除其中的不正之气。食用萝卜会使人肌肤白净细嫩。

菘　菜 [1]

　　温。治消渴。又发诸风冷。腹中冷病者不服。有热者服之，亦不发病，即明其菜性冷。《本草》云"温"，未解。又，消食，亦少下气。

　　九英菘，出河西，叶极大，根亦粗长。和羊肉甚美。常食之，都不见发病。其冬月作菹，煮作羹食之，能消宿食，下气治嗽。诸家商略，性冷，非温。恐误也。

　　又，北无菘菜，南无芜菁。其芜菁子，细；菜子，粗也。

【注释】

　　〔1〕菘菜：又名大白菜，为十字花科植物白菜 Brassica rapa L. var.glabra Regel 的茎叶。主解热除烦，通利肠胃。

【译文】

　　菘菜性温。治疗消渴。又能引发各种风冷疾病。故患有腹中冷病的人，不要进食。有热病的人吃了它，不至于引发其他病症，这说明菘菜为寒性。《本草》记载它性温，真不可理解。又，能消化饮食，也稍有下气作用。

　　九英菘出产在河西，叶片极大，根也又粗又长。用它和羊肉一起食用，味道很好。经常食用它，也没有见到有人发病。冬天将它制成酸菜，煮成羹食用，能消除积存在胃中的食物，又能下气治疗咳嗽。有些医家认为菘菜性冷，不温，恐怕是错误的吧。

　　又，北方没有菘菜，南方没有芜菁。蔓菁的种子很细小，而菘菜种子却比较粗大。

荏　子[1]

　　主咳逆，下气。其叶性温。用时捣之。治男子阴肿，生捣和醋封之[2]。女人绵裹内，三四易。

　　谨按：子，压作油用，亦少破气。多食发心闷。温。补中益气，通血脉，填精髓。可蒸令熟，烈日干之，当口开。舂取米食之，亦可休粮。生食，止渴、润肺。

【注释】

　　〔1〕荏（rěn）子：一名白苏。为唇形科植物白苏 Perilla frutescens（L.）

Britt.的果实及茎叶。全草含挥发油。白苏子（荏子）功能下气消痰，润肺宽肠。白苏叶解表散寒，理气调脾。

〔2〕主咳逆……封之：此条《证类本草》简作："其叶杵之，治男子阴肿。"

【译文】

荏子治疗咳嗽气逆，有下气作用。荏叶性温。临用时把叶捣烂。治疗男子阴囊肿痛，捣新鲜荏叶和醋调匀封盖患部。妇女［阴部有病则］用绵包裹后纳入，换三四次药［可愈］。

谨按：荏子榨油供食用，也稍有破气的作用，过多食用会使人心闷。性温，可补中益气，通利血脉，填补精髓。可蒸熟，再在烈日下晒干，使外壳裂开口。杵春荏子，取其中的种仁食用，也可［供方士］休粮。生吃荏子，能止渴，润肺。

龙 葵[1]

主丁肿。患火丹疮[2]，和土杵傅之尤良。

其子疗甚妙[3]。其赤珠者名龙珠，久服变发，长黑。令人不老。其味苦，皆挼去汁食之。

【注释】

〔1〕龙葵：为茄科植物龙葵 *Solanum nigrum* L.。功能清热解毒，活血消肿。其浆果即龙葵子。

〔2〕火丹疮：即丹毒。参"鲤鱼"条注〔4〕"丹毒"。

〔3〕其子疗甚妙："疗"字后无主治。考《唐本草》载："其子疗丁肿。"又《药性论》云："能明目轻身，子甚良。"据此补入括号中文，以为临用参考。

【译文】

龙葵主治疗疮肿毒。患有火丹疮，用龙葵和泥巴一起捣杵后外敷，效果非常好。

龙葵子治疗［疗疮肿毒，或明目轻身］，效果尤其好。其果实如红珠，故名龙珠。长期服用能使头发变黑，使人不会衰老。龙葵味苦，用时要搓揉去汁之后，才可食用。

苜　蓿[1]

患疸黄人，取根生捣，绞汁服之良。

又，利五藏，轻身；洗去脾胃间邪气，诸恶热毒。少食好，多食当冷气入筋中，即瘦人。亦能轻身健人，更无诸益。彼处人采根作土黄耆也。

又，安中，利五藏，煮和酱食之。作羹亦得。

【注释】

〔1〕苜蓿：为豆科植物紫苜蓿 *Medicago sativa* L.及其同属多种植物的全草。功能清利脾胃，利大小肠，下膀胱结石。苜蓿根又名土黄芪，主清湿热，利尿。

【译文】

患黄疸的病人，可生捣苜蓿根绞取汁服用，效果很好。

又，对五脏有利，使身体轻健。清洗掉脾胃间的邪气和各种恶劣的热毒。苜蓿还是少吃为好，多食会引起冷气侵入筋脉中，使人消瘦。也能使人身体轻快、健康，此外没有别的什么益处。[产苜蓿]地方的人采苜蓿根当作土黄芪用。

又，苜蓿根可中焦功能正常，对五脏有利。煮苜蓿和酱同时进食。制成羹吃也可以。

荠[1]

补五藏不足。

叶：动气。

荠子：入治眼方中用。不与面同食。令人背闷。服丹石人不可食。

【注释】

〔1〕荠：为十字花科植物荠菜 *Capsella bursa-pastoris*（L.）Modic.的全草。主含有机酸。初春采荠菜嫩苗作野菜食用，清香可口。现部分地区栽培作蔬菜用。功能和脾，利水，止血，明目。近年临床预防麻疹，流行性感冒等病。

【译文】

荠菜补益五脏不足。

荠菜叶有动气［的副作用］。

荠菜子治眼病方用到它。不可和面同吃，否则令人背部发闷。服丹石药的人不可食。

蕨[1]

寒。补五藏不足。气壅经络筋骨间，毒气。令人脚弱不能行。消阳事，缩玉茎。多食令人发落，鼻塞，目暗。小儿不可食之，立行不得也[2]。

又，冷气人食之，多腹胀。

【注释】

〔1〕蕨：为凤尾蕨科植物蕨 *Pteridium aquilinum*（L.）Kuln var.*latiusculum*（Desv.）Underw.。民间常于初春采嫩苗（卷曲如拳状），开水烫后，蘸酱食或炒食，鲜嫩可口。亦可作腌酸菜吃。能清热，滑肠，降气，化痰。取蕨根制取淀粉，可供食用。能清热，利湿。

〔2〕消阳事……不得也：此条《证类本草》简作："消阳事，令眼暗，鼻中塞，发落，不可食。"

【译文】

蕨菜性寒。可补五脏不足。治经络筋骨之间的气机壅滞，驱除毒气。会使人脚弱不能行走。使阳事消退减弱，阴茎萎缩。多食能使人头发脱落，鼻塞，眼睛发暗。小儿不能吃蕨菜，[否则会使他们]不能站立行走。

又，形寒畏冷的人吃了蕨菜，大多数会感到腹胀。

翘 摇[1]

疗五种黄病：生捣汁，服一升，日二，差。

甚益人，和五藏[2]，明耳目，去热风，令人轻健。长食不厌，煮熟吃，佳。若生吃，令人吐水。

【注释】

〔1〕翘摇：又名元修菜，野豌豆。为豆科植物小巢菜 *Vicia hirsuta*（L.）S. F. Gray 的全草。采嫩茎叶蒸食，甚美。功能解表利湿退黄，活血止血生肌。

〔2〕和：《政和本草》作"利"。

【译文】

翘摇可治疗五种发黄的疾病：捣新鲜翘摇取汁，每次服一升，一日二次，可以痊愈。

翘摇对人体很有益处，能使五脏调和，耳聪明目，驱散风热，使人体轻矫健。长期食用也不会厌烦。煮熟了吃非常好。若生吃会使人吐水。

蓼 子[1]

多食令人吐水。亦通五藏拥气，损阳气。

【注释】

〔1〕蓼子：主要为蓼科植物水蓼（辣蓼）*Polygonum hydropiper* L. 的果实。全草含辛辣挥发油。古人种蓼为蔬，收子入药。功能温中利水，破瘀

散结。

【译文】

过多食用蓼子使人吐水。能通利五脏的壅气，［但也会］损耗阳气。

葱[1]

温。

叶：温。

白：平。主伤寒壮热、出汗；中风，面目浮肿，骨节头疼，损发鬓。

葱白及须：平。通气，主伤寒头痛。

又，治疮中有风水，肿疼、秘涩[2]：取青叶同干姜、黄蘗相和，煮作汤，浸洗之，立愈。

冬葱最善，宜冬月食，宜多。只可和五味用之。虚人患气者，多食发气，上冲人[3]，五藏闭绝，虚人胃。开骨节，出汗，故温尔[4]。少食则得，可作汤饮。不得多食，恐拔气上冲人，五藏闷绝。切不可与蜜相和，食之促人气，杀人。

又，止血衄，利小便。

【注释】

〔1〕葱：为百合科植物葱 *Allium fistulosum* L.。其栽培品种甚多，可供食用作调料，入药也可。叶主祛风发汗，解毒消肿；白主发表，通阳，解毒。

〔2〕又，治疮……秘涩：《嘉祐本草》作："根主疮中有水风肿疼者。"

〔3〕冲人：《大观本草》作"冲入"。

〔4〕开骨……温尔：《证类本草》作："为通和关节出汗之故也。"

【译文】

葱性温。

葱叶性温。

葱白性平。治外感寒邪，高烧、出汗；也治中风邪，面目浮肿，骨节间及头部疼痛。损害头发和鬓发。

葱白和葱根须，性平。能通气，治伤寒头痛。

又，治疗疮疡感染邪风毒水，引起肿痛，［大便］秘结干涩，可取葱的青叶，与干姜、黄柏一同混合煎煮作汤，用汤浸渍外洗疮面，很快就能获愈。

冬葱最好，适合冬天食用，但不可多食。只可用它和一般调料一起用。体弱之人患有气病，多食会引发气病，使气上冲，造成五脏闭塞欲绝，使人的胃气虚弱。它能够疏通骨节，发汗，所以说它性温。少量食用就很好，可做成汤饮用。不可过多食用，惟恐促使人体气机上冲，以致五脏憋闷欲绝。切不可和蜜互相调和食用，可使人呼吸短促，致人死命。

又，能止衄血，利小便。

韭⁽¹⁾

冷气人，可煮，长服之。

热病后十日，不可食热韭，食之即发困。

又，胸痹⁽²⁾，心中急痛如锥刺，不得俯仰，白汗出；或痛彻背上，不治或至死：可取生韭或根五斤，洗，捣汁灌少许，即吐胸中恶血。

亦可作菹，空心食之，甚验。此物煤熟，以盐、醋空心吃一楪，可十顿已上。其治胸膈咽气，利胸膈，甚验。初生孩子，可捣根汁灌之，即吐出胸中恶血，永无诸病。五月勿食韭。若值时馑之年，可与米同功。种之一亩，可供十口食。

【注释】

〔1〕韭：为百合科植物韭 *Allium tuberosum* Rottler ex Spreng。其叶、种子、根及鳞茎均入药。韭菜有健胃、提神、温暖作用。韭叶，能温中，行气，散血，解毒。韭子，补肝肾，暖腰膝，壮阳固精。

〔2〕胸痹：中医病证名。以胸膺部窒塞疼痛为主症，发作时胸满闷痛，甚则痛引彻背，喘息，不能平卧等，多由痰浊、瘀血等阴邪凝结于心胸，气机、脉络不通引起。

【译文】

患冷气的人，可长期食用煮过的韭菜。

患外感热病后十天之内，不可吃热韭菜。吃了就会令人犯困疲乏。

又，患胸痹，出现心前区拘急疼痛有如锥刺一样，身体不能俯仰，出白汗；或者心痛一直连着背部，如不治疗或许就会死去。可取新鲜韭菜或韭菜根五斤，洗干净，捣烂后取其汁，灌服少许，病人就会吐出胸中瘀积的血。也可制成酸菜，空腹时食用，很灵验。

将韭菜沸水焯熟，加入盐和醋，空腹时吃上一碟，可连吃十顿以上，很能除去胸膈的阻隔之气，通利胸膈很灵验。刚出生的孩子，可捣韭菜根，取汁灌服，孩子就会吐出胸中的坏血，永远不会生各种疾病。五月份不要吃韭菜。如果碰上荒年，韭菜可和米一样［充饥］。种一亩韭菜，可供十口人食用。

薤 〔1〕

轻身耐老。疗金疮，生肌肉：生捣薤白，以火封之。更以火就炙〔2〕，令热气彻疮中。干则易之。

疗诸疮中风水肿，生捣，热涂上，或煮之。

白色者最好。虽有辛气，不荤人五藏。

又，发热病，不宜多食。三月勿食生者。

又，治寒热，去水气，温中，散结气：可作羹。

［心腹胀满〕〔3〕，可作宿菹，空腹食之。

又，治女人赤白带下。

学道人长服之，可通神灵，甚安魂魄〔4〕，益气，续筋力。

骨髓在咽不去者，食之即下。

【注释】

〔1〕薤（xiè）：又名薤白，小根蒜。为百合科植物小根蒜 *Allium macrostemon* Bge 或薤头 *A. chinensis* G. Don 的鳞茎。主通阳散结，理气宽胸。薤白可煮食、糟藏、醋浸皆宜。

〔2〕以火封之，更以火就炙：义不明。考《梅师方》有同类方云："有伤手足而犯恶露，杀人，不可治。以薤白烂捣，以帛囊之，着煻火使薤白极热，去帛，以薤傅疮，以帛急裹之，冷即易。亦可捣作饼子，以艾灸之，使热气入疮中，水下，差。"该方主治、药物及用药法大致同本书，故参照语译。

〔3〕心腹胀满：此方原无主治，其文引自《医心方》"孟诜食经"之"心腹胀满方"，据此补主治。

〔4〕安魂魄：中医所指的魂魄，系精神意识活动的一部分。"随神往来谓之魂"，即魂是一种精神活动，与肝血关系密切。肝血不足，魂不随神而动，出现梦游、呓语等症。"并精而出入者，谓之魄"。魄属于本能的感觉和动作（听、视、痛痒等），精足则体健魄全、魄全则感觉灵敏，动作正确。使魂、魄功能归于正常的治疗方法，称之为"安魂魄"。

【译文】

薤能使人身体轻捷，抗衰老。治疗金疮，促进肌肉生长，可捣烂新鲜薤白，[用布包薤白，在火煻上煨烤，使薤白极热]，取它封在疮面上。再用[艾火]烤炙薤白，使热气深透入疮疡中。薤白干了就再换新的。

治疗各种疮疡被风邪毒水侵入引起的肿疼，可将新鲜薤白捣烂，加热后涂疮上。或者将薤煮烂后，[涂抹在疮面上]。

白色的薤质量最好。虽然有辛辣的气味，但不熏灼刺激人的五脏。

又，可引发热性疾病，不宜过多食用。三月份不要吃生薤。

又，治疗恶寒发热，除去水气，温运中焦，疏散结气，可作成羹。治疗心腹部胀满，可制成酸菜，放置一段时间后，空腹食用。

又，治疗妇女赤白带下。

学道术的人长期服用，可与神灵相通，很能安魂魄，益气，使筋骨之力健旺。

骨头卡在咽喉部，没法排除，吃了薤白[骨头]就能咽下。

荆 芥[1]

温。辟邪气，除劳，传送五藏不足气，助脾胃。多食熏人五藏神。通利血脉，发汗，动渴疾。

又，杵为末，醋和封风毒肿上。

患丁肿，荆芥一把，水五升，煮取二升，冷，分二服。荆芥一名"菥蓂"。

【注释】

〔1〕荆芥：一名假苏。为唇形科植物荆芥 *Nepeta cataria* L.。主含挥发油。入药茎、穗分开，有荆芥穗、荆芥之分。功能发表，祛风，理血。炒炭止血。

【译文】

荆芥性温。能辟除邪气，消除疲劳，补充和流通五脏之气，健脾和胃。［因其气味辛香而热，］多食能熏灼人的五脏，影响其功能。又能通利血脉，发汗，引动消渴病。

又，将荆芥捣杵为末，用醋调和，封盖在风毒疮肿上。

患疔疮肿痛，取荆芥一把，水五升，煮到还剩水二升时，取汁放冷，分两次服用。荆芥，一名菥蓂。

莙 菜[1]

又，捣汁与时疾人服[2]，差。

子：煮半生，捣取汁，含，治小儿热。

【注释】

〔1〕莙菜：李时珍认为它就是菾菜，即藜科植物厚皮菜 *Beta vulgaris* L. var. *cicla* L.，为叶用甜菜。《嘉祐本草》在"莙菜"之下引"孟诜云"，同时又

列新补药"莙荙"（注云"见孟诜"）。

〔2〕时疾：即时病，时令病。指一些季节多发病，如夏天的中暑、痢疾，秋天的疟疾、秋燥、湿温等。不是指广泛流行的瘟疫（传染病）。

【译文】

又，将葵菜捣烂取汁，给患时疾的人服用，可以痊愈。

葵菜子煮得半生半熟时，捣烂取汁，口含，治疗小儿发热。

莙　荙 [1]

平。微毒。补中下气，理脾气，去头风，利五藏。冷气不可多食，动气。先患腹冷，食必破腹。茎灰淋汁，洗衣白如玉色。

【注释】

〔1〕莙荙：本品为《嘉祐本草》新补药，云"见孟诜、陈藏器、陈士良、日华子"。莙荙，又名牛皮菜、甜菜，为藜科植物厚皮菜 *Beta vulgaris* L. var. *cicla* L. 的茎叶。为常食蔬菜之一。功能清热解毒，行瘀止血。然脾胃素虚冷者不宜多食。隔夜莙荙容易腐败，食用时应加注意。

【译文】

莙荙性平，有轻微的毒性。功能补中下气，调理脾气，驱除头风，对五脏有利。素有冷气的人不可过多食用，能动气。腹中先有冷疾，吃了莙荙一定会引起腹部破损。莙荙茎烧灰用水淋作汁，洗衣能使衣服洁白如玉。

紫　苏 [1]

除寒热，治冷气。

【注释】

〔1〕紫苏：为唇形科植物紫苏 *Perilla frutescens*（L.）Britt.。叶、茎（紫苏梗）、果实（苏子）均可入药。全草含挥发油。苏叶，主发表散寒，理气和营。梗主理气，舒郁，止痛，安胎。子主下气消痰，润肺宽胸。

【译文】

紫苏能消除恶寒发热，治寒邪冷气［引起的疾病］。

鸡　苏[1]

一名"水苏"。熟捣生叶，绵裹塞耳，疗聋。

又，头风目眩者，以清酒煮汁一升服。产后中风，服之弥佳。

可烧作灰汁及以煮汁洗头，令发香，白屑不生。

又，收讫酿酒及渍酒，常服之佳。

【注释】

〔1〕鸡苏：又名龙脑薄荷。为唇形科植物水苏 *Stachys japonica* Miq. 的全草。主含挥发油，其气芳香。功能疏风理气，止血，清热解毒。

【译文】

鸡苏一名水苏。将新鲜鸡苏叶捣得烂烂的，用绵包裹后塞在耳中，治疗耳聋。

又，头风目眩的人，用清酒煮鸡苏汁一升服用。妇女产后被风邪侵袭，服用它更好。

可取鸡苏烧作灰，［用水浇淋其灰］取汁；或用水煮鸡苏汁洗头发，可使头发带香味，不会有白色的头皮屑。

又，收获鸡苏后，用它酿酒或用酒浸渍，常喝这种酒有好处。

香　菜 [1]

温。又云香戎。去热风。生菜中食，不可多食。卒转筋，可煮汁顿服半升，止。

又，干末止鼻衄，以水服之。

【注释】

〔1〕香菜：为唇形科植物香薷 *Elshothzia ciliata* (Thunb.) Hyland. 的全草。含挥发油。主发汗解表，化湿利水。

【译文】

香菜性温。又名香戎。能驱除风热。新鲜的香菜可以吃，但不可多吃。突然［小腿肚］抽筋，可煮香菜汁，一次顿服半升，就可止住。

又，香菜干末，可止鼻出血，用水送服。

薄　荷 [1]

平。解劳。与薤相宜。发汗，通利关节。杵汁服，去心藏风热。

【注释】

〔1〕薄荷：为唇形科植物薄荷 *Mentha haplocalyx* Briq.。叶中主含挥发油。功能疏散风热，清利头目，透疹。民间常以此拌和凉粉，极清暑热。

【译文】

薄荷性平。能解除疲劳。很适合与薤搭配着进食。可发汗，通利关节。捣取薄荷汁服用，能去除心脏风热。

秦 荻 梨[1]

于生菜中最香美，甚破气。

又，末之，和酒服，疗卒心痛，悒悒，塞满气。

又，子：末以和醋封肿气[2]，日三易。

【注释】

〔1〕秦荻梨：梨，或为"藜"之误。荻，或为"蕌"（dì）之误。蕌、藜均为黎科植物（*Chenopodium spp.*）。其中藜 *Chenopodium album* L.等的嫩茎叶可食用。有清热，利湿，杀虫之功。食藜后经日光照射，或可致"藜日光过敏性皮炎"，应予注意。

〔2〕以和：《政和本草》作"和大"。

【译文】

在新鲜蔬菜中，秦荻梨的味道最香美，很能破气。

又，秦荻梨研成末，和酒同服，治疗卒心痛，精神不畅达，有憋气堵塞感。

又，秦荻梨子为末，用醋调和后涂敷肿物，一天换三次药。

瓠 子[1]

冷。右主治消渴。患恶疮，患脚气虚肿者，不得食之，加甚。

案经：治热风，及服丹石人始可食之。除此，一切人不可食也。患冷气人食之，加甚。 又发痼疾。

【注释】

〔1〕瓠（hù）子：《嘉祐本草》引列于"苦瓠"下："瓠：冷。主消渴、

恶疮。又患脚气及虚胀，冷气人不可食之，尤甚。又压热，服丹石人方可食，余人不可辄食。"瓠分甜、苦。甜瓠为葫芦科植物瓠子 *Lagenaria siceraria* (Molina) Standl. var. *hispida* (Thunb.) Hara，可供作菜蔬。苦瓠为同种植物果实味苦者，不作食用，多入药。瓠子功能利水，清热，止渴，除烦。苦瓠有小毒，以利水消肿为能，多食吐人。

【译文】

瓠子性冷。主治消渴。患有恶疮，或患有脚气病，全身虚肿者，不得吃瓠子，[否则会使病情] 加重。

谨按：能治风热。服丹石药的人才可以食用。除此以外，一切人都不可吃瓠子。患冷气病的人食用，病情反而加重。又能引发顽固性疾病。

大　蒜[1]

热。除风，杀虫、毒气。久服损眼伤肝。

治蛇咬疮，取蒜去皮一升，捣以小便一升，煮三四沸，通人即入渍损处，从夕至暮。初被咬未肿，速嚼蒜封之，六七易。

又，蒜一升去皮，以乳二升，煮使烂。空腹顿服之，随后饭压之。明日依前进服，下一切冷毒风气。

又，独头者一枚，和雄黄、杏人研为丸，空腹饮下三丸，静坐少时，患鬼气者，当汗出即差[2]。

【注释】

〔1〕大蒜：此据《医心方》。《嘉祐本草》引作"蒜"，列于"葫"条。葫即大蒜，为百合科植物大蒜 *Allium sativum* L.。为调味品，亦可作菜。主含挥发油。长于通达走窍，去寒湿，辟邪恶，散痈肿，化积聚，暖脾胃，行诸气。有抗菌、消炎及驱肠寄生虫的作用，并有健胃、驱风、镇静、镇咳、祛痰、强壮等功用。对防治感冒及胃肠道细菌性传染病等有较好效果。

〔2〕汗：《政和本草》作"毛"，恐误。

【译文】

大蒜性热。消除风气，杀虫，解毒。

长期服用损害视力，对肝脏不利。治疗蛇咬伤，取剥去外皮的蒜头一升，加入小便一升后，将蒜捣烂，再煎煮三四滚，待温度合适，即取汁浸渍蛇伤处。[这样处理必须]从下午延续到晚上。刚刚被蛇咬，伤口尚未肿起来时，迅速将蒜嚼碎外封伤口，要换上六七次药。

又，取剥去外皮的蒜头一升，加乳汁二升同煮到蒜烂。空腹顿服，随后吃些饭压压蒜气。第二天再依前法服用，可驱除一切风冷邪毒之气。

又，取独头蒜一枚，和雄黄、杏仁共研末，制成丸子。空腹时用米汤送服三丸，然后静坐片刻。患鬼气病的人会汗出而病愈。

小 蒜[1]

主霍乱，消谷，治胃温中，除邪气。五月五日采者上。

又，去诸虫毒、丁肿、毒疮，甚良。不可常食。

【注释】

〔1〕小蒜：为百合科植物小根蒜 *Allium macrostemon* Bunge 。与大蒜形似，细小如薤，单个鳞球。

【译文】

小蒜能治疗霍乱，消化食物，健胃温中，驱除邪气。五月五日采的小蒜质量最好。

又，解除各种虫毒，疗疮肿毒，效果很好。不可长期食用。

胡 葱[1]

平。主消谷，能食。久食之，令人多忘。

根：发痼疾。

又，食著诸毒肉，吐血不止，痿黄悴者：取子一升洗，煮使破，取汁停冷。服半升，日一服，夜一服，血定止。

又，患胡臭⁽²⁾、䘌齿人不可食，转极甚。

谨按：利五藏不足气，亦伤绝血脉气。多食损神，此是熏物耳。

【注释】

〔1〕胡葱：本药条文与胡荽条甚相近，中尾万三疑两者为同一条，然唐代确有胡葱，其性与胡荽相近。胡葱为百合科植物火葱 *Allium ascalonicum* L.。可温中消谷，下气杀虫。且用治水肿腹胀。

〔2〕胡臭：中医病名。又名狐臭、腋气。为湿热内郁或遗传所致。症见腋下汗液有特殊臭味，其他如乳晕、脐部、外阴、肛周也可发生。

【译文】

胡葱性平。能消化食物，使人增加食量。长期食用，会使人健忘。

胡葱根能引发久治不愈的顽固性疾病。

又，吃到了各种有毒的肉类，引起吐血不止，面色萎黄而憔悴的病人，可取一升胡葱子洗净，再加水煮，使其外壳破裂。待其汁液冷却后，一次服半升，白天服一次，晚上服一次。出血止住后再停药。

又，患有胡臭、虫牙（龋齿）的病人不能吃胡葱，否则会使病情变得特别严重。

谨按：有利于五脏，可补其不足之气。但也能损伤消耗人的血脉。过多食用会损伤神志，因为这是有刺激气味的食物。

莼　菜⁽¹⁾

和鲫鱼作羹，下气止呕。多食动痔⁽²⁾。虽冷而补。热食之，亦拥气不下。甚损人胃及齿，不可多食，令人颜色恶。

又，不宜和醋食之，令人骨痿。少食，补大小肠虚气；久食损毛发。

【注释】

〔1〕莼菜：为睡莲科植物莼菜 *Brasenia schreberi* J. F. Gmel.。嫩时可作蔬菜，柔滑可口。为西湖名产之一。食之益人。

〔2〕动：《嘉祐本草》作"发"。

【译文】

莼菜和鲫鱼作成汤，能下气止呕。吃多了能引动痔疮。虽然性冷，但能补益。趁热吃莼菜，也会使［腹中］气壅不通。很能损伤胃与牙齿，不可多吃，使人面色不好。

又，不适合于和醋同食，否则使人骨骼痿弱。少量食用，能增强大小肠的功能；长期食用有损于毛发。

水　芹〔1〕

寒。食之养神益力，令人肥健。杀石药毒。

置酒酱中香美。于醋中食之，损人齿，黑色。

生黑滑地，名曰"水芹"，食之不如高田者宜人。余田中皆诸虫子在其叶下，视之不见，食之与人为患〔2〕。高田者名"白芹"。

【注释】

〔1〕水芹：为伞形科植物水芹 *Oenanthe javanica*（Bl.）DC.。主含挥发油。功能清热，利水。正文"白芹"，生高田，即旱芹 *Apium graveolens* L. var. *dulce* DC.。功能平肝清热，祛风利湿。为常食蔬菜之一。

〔2〕生黑……为患：本条据《嘉祐本草》。《医心方》简作："若食之时，不如高田者宜人。其水者有虫生子，食之与人患。"

【译文】

水芹性寒。食用水芹能养精神，益气力，使人健壮。消除石药的毒性。

　　把水芹放在酒、酱中，味道香美。加入醋中食用，会损害人的牙齿，[使之变]黑色。

　　生长在低洼湿润的黑土沃地上，名叫"水芹"。吃水芹不如吃生长在地势高的田地中的芹菜对人有益。其他田中[生长的水芹]，叶片下有许多虫子，人眼看不见，吃了它对人有害。高田的芹菜名叫"白芹"。

马 齿 苋 ⁽¹⁾

　　延年益寿，明目。

　　又，主马毒疮，以水煮，冷服一升，并涂疮上。

　　患湿癣白秃⁽²⁾，取马齿膏涂之。若烧灰傅之亦良⁽³⁾。

　　作膏：主三十六种风，可取马齿一硕，水可二硕，蜡三两，煎之成膏。

　　治疳痢及一切风，傅杖疮良。

　　及煮一椀，和盐、醋等空腹食之，少时当出尽白虫矣。

　　又可细切煮粥，止痢，治腹痛。

【注释】

　　〔1〕马齿苋：为马齿苋科植物马齿苋 *Portulaca oleracea* L.。功能清热解毒，散血消肿。

　　〔2〕湿癣：中医病名。病见患处皮肤潮红，糜烂，瘙痒不止，搔破后滋水淋漓，且不断扩展。皮内好像有小虫爬行似的。多由风湿热邪侵犯肌表所致。相当于今急性湿疹、皮炎之类的皮肤病。

　　〔3〕患……亦良：本条据《证类本草》。《嘉祐本草》作："以马齿膏和灰涂，效。"

【译文】

　　马齿苋能延长寿命，使眼睛明亮。

　　又，治马生毒疮，用水煮马齿苋，冷服一升，并用其汤汁外涂疮面上。

患有湿癣、白秃疮，可用马齿苋制成的药膏涂抹。如果烧马齿苋为灰外敷患处，效果也很好。

马齿苋制成的膏，可治疗三十六种风病。[制膏时]取马齿苋一石，水大约二石，蜡三两，经煎熬后制成膏。

可治疗疳痢及一切风病。外敷杖疮效果也好。

煮一碗马齿苋，加入盐和醋调和后，空腹食用。一会儿就会排净寸白虫。

又，可把马齿苋切细，用来煮粥，能治痢疾，止腹痛。

落 苏[1]

平。主寒热，五藏劳。不可多食。动气，亦发痼疾。熟者少食之，无畏。患冷人不可食，发痼疾。

又，根主冻脚疮，煮汤浸之。

又，醋摩之，傅肿毒。

【注释】

〔1〕落苏：为茄科植物茄 *Solanum melongena* L.的果实。功能清热，活血，止痛，消肿。茄子生吃能解蕈毒。茄子的根、叶、花、蒂（宿萼）也可入药。

【译文】

落苏性平。治恶寒发热，五脏虚劳。不可多吃。能动气，也能引发顽固不愈的疾病。烧熟以后少量食用，[没有什么副作用]，不用害怕。但患寒冷疾病的人不能食用，能引发久治不愈的顽固性疾病。

又，落苏根治脚部冻疮。煮根取汤浸泡患部。

又，将落苏根加醋研磨取汁，外敷痈肿疮毒。

蘩蒌[1]

不用令人长食之，恐血尽。或云：蘱蒌即藤也，人恐白软草是。

又方[2]，[治隐轸疮]，捣蘩蒌封上。

煮作羹食之，甚益人。

【注释】

〔1〕蘩蒌：为石竹科植物繁缕 *Stellaria media*（L.）Cyr. 的茎、叶。有活血去瘀、通乳催生之功。

〔2〕又方：原无主治，《医心方》引此方于"治隐轸疮"下，因据补。

【译文】

不要让人长期食用蘩蒌，恐怕它会耗尽人血。有人说蘱蒌是一种藤，因此人们怀疑它或许就是白软草。

又，治疗隐疹疮，可将蘩蒌捣烂外敷。

把它煮作汤食用，对人体很有益处。

鸡肠草[1]

温。作灰和盐，疗一切疮及风丹遍身如枣大，痒痛者：捣封上，日五六易之。

亦可生食，煮作菜食之，益人，去脂膏毒气。

治一切恶疮，捣汁傅之，五月五日者验。

又，烧傅疳䘌。亦疗小儿赤白痢，可取汁一合，和蜜服之甚良。

【注释】

〔1〕鸡肠草：为紫草科植物附地菜 *Trigonotis peduncularis*（Trev.）Benth。

【译文】

鸡肠草性温。将鸡肠草烧成灰，拌上盐，可治疗各种疮疡及遍身起枣一样大小的风团、疙瘩，既痒又痛。将鸡肠草捣烂外敷，一天换五六次药。

也可以生吃鸡肠草。将它煮作菜食用，能补益人体，消除油脂的毒性。

治疗各种恶疮，捣鸡肠草汁外敷。五月五日采的鸡肠草效果好。

又，把鸡肠草烧成灰，涂敷疳䘌。也用于治疗小儿赤白痢，可取鸡肠草汁一合，调入蜂蜜食用，效果很好。

白　苣〔1〕

寒。主补筋力。利五藏，开胸膈拥塞气〔2〕。通经脉，养筋骨，令人齿白净，聪明，少睡。可常常食之。有小冷气人食之，虽亦觉腹冷，终不损人。

又，产后不可食之，令人寒中〔3〕，少腹痛。

【注释】

〔1〕白苣：正文据《医心方》。另《嘉祐本草》以此作“新补”药，云“见孟诜、陈藏器、萧炳”。文作：“白苣：味苦，寒，一云平。主补筋骨，利五藏，开胸膈拥气，通经脉，止脾气。令人齿白，聪明，少睡。可常常食之。患冷气人食，即腹冷，不至苦损人。产后不可食，令人寒中，小腹痛。”白苣为菊科植物生菜（白苣）*Lactuca sativa* L. var. *romana* Hort.。即指叶淡绿、茎皮淡绿白色的白莴笋。可解热毒，消酒毒，止渴，利大小肠。茎、叶为常食蔬菜。

〔2〕塞：原作“寒”，当误，今改。

〔3〕寒中：指邪在脾胃而成为里寒的病证。症见脘腹疼痛，肠鸣腹泻等。

【译文】

白苣性寒。能补筋强力。对五脏有利，能宣散胸膈间壅滞闭塞之气，通利经脉，补养筋骨，使人牙齿白净，耳聪目明，不需要很多睡眠。可经常食用。平素稍微有些冷气病的人，吃了白苣后虽然也会觉得腹中发冷，但终究不会伤人身体。

又，妇女生产后不可以食用，使人寒中，脐下少腹痛。

落 葵[1]

其子悦泽人面，药中可用之。

其子令人面鲜华可爱。取蒸，烈日中曝干，挼去皮[2]，取人细研，和白蜜傅之，甚验[3]。

食此菜后被狗咬，即疮不差也。

【注释】

〔1〕落葵：为落葵科植物落葵 *Basella rubra* L.。嫩苗可作菜。功能清热，滑肠，凉血，解毒。

〔2〕挼：《大观本草》作"按"。

〔3〕其子……甚验：本条据《证类本草》。《嘉祐本草》简作："取蒸，暴干，和白蜜涂面，鲜华立见。"

【译文】

落葵子能润泽人的面部，可加入面药中使用。

落葵子能使人面部皮肤娇嫩、华美可爱。将落葵子蒸熟后，在烈日中晒干，搓揉去皮壳，取种仁细研，调和白蜜外搽面部，很有效验。

食用落葵菜后，要是被狗咬，那伤口就不易痊愈。

堇 菜[1]

味苦。主寒热鼠瘘，瘰疬生疮[2]，结核聚气[3]。下瘀血。

久食，除心烦热，令人身重懈惰。又令人多睡，只可一两顿而已。

又，捣傅热肿良。

又，杀鬼毒，生取汁半升服，即吐出。

叶：主霍乱。与香薷同功。

蛇咬：生研傅之⁽⁴⁾，毒即出矣。

又，干末和油煎成，摩结核上，三五度便差。

【注释】

〔1〕董菜：为堇菜科植物堇菜 *Viola verecunda* A. Grey 等。

〔2〕瘰疬：即鼠瘘，参"燕蕧子"条注〔7〕。因结核在皮肉间，互相连累不断，故称瘰疬。或将结核大者为瘰，小者为疬。

〔3〕结核：中医病名。症见人体皮里膜外生肿块，形如果核，坚而不痛。多因风火气郁，或湿痰气郁凝结而成。相当于急、慢性淋巴结炎，淋巴结结核及部分皮下肿物。

〔4〕研：《大观本草》作"杵"。

【译文】

堇菜味苦。治疗鼠瘘引起的恶寒发热，瘰疬疮肿，结核引起的气滞郁结。可排出瘀血。

长期食用，能消除心中烦热，但可使人身体沉重、懈怠懒惰。又令人嗜睡，只能吃一两顿就行了。

又，捣烂外敷热毒肿痛，效果很好。

又，杀鬼毒，可取生堇菜汁，服半升，立即就会吐出鬼毒。

堇菜叶治疗霍乱，与香薷的作用相同。治蛇咬，研生堇菜外敷伤口，毒液就会出来。

又，取干堇菜研末和油煎成膏，用膏在结核上摩擦。用药三五次就可痊愈。

蕺　菜[1]

温。小儿食之[2]，便觉脚痛，三岁不行。久食之，发虚弱，损阳气，消精髓，不可食。

【注释】

〔1〕蕺（jí）菜：一称鱼腥草。为三白草科植物蕺菜 *Houttuynia cordata* Thunb.。全草含有挥发油，鲜时具鱼腥气，干燥后泡水则腥味消失。药理试验有抗菌、抗病毒、利尿作用。可清热解毒，利水通淋。晒干后泡作茶饮，甚清暑热。

〔2〕之：《医心方》作"蕺菜"。

【译文】

蕺菜性温。小儿吃它，就会觉得脚痛，三年不能行走。长期食用，使人体质虚弱，阳气损伤，消蚀精髓，故不可食用。

马　芹　子[1]

和酱食诸味良。根及叶不堪食。卒心痛：子作末，醋服[2]。

【注释】

〔1〕马芹：一作"马蕲"，据考为伞形科植物马芹 Anthriscus sylvestris （L.）Hoffm. *subsp.* Aemula（Woron.）Kitamura（参阅《〈本草纲目〉的植物》）。四川称之为峨参。

〔2〕醋：《政和本草》作"酤"。

【译文】

马芹的种子和酱一起调食，味道很好。根及叶不能供食用。治疗卒心痛，取马芹子研成末，用醋调服。

芸薹[1]

若先患腰膝，不可多食，必加极。

又，极损阳气，发口疮，齿痛[2]。

又，能生腹中诸虫。道家特忌。

【注释】

〔1〕芸薹：为十字花科植物油菜 *Brassica rapa* L. var. *oleifera* DC.的嫩茎叶。功能散血，消肿。种子也可入药，名芸薹子，能活血散瘀。

〔2〕发口疮，齿痛：《大观本草》作"发疮，口齿痛"。

【译文】

如果原先就患有腰膝病，不可过多食芸薹，［否则］一定会加剧病情。

又，芸薹极能损伤阳气，引发口腔溃疡，牙齿疼痛。

又，能助长腹中生出多种寄生虫。道家特别忌讳。

雍菜[1]

味甘，平，无毒。主解野葛毒，煮食之；亦生捣服之。岭南种之，蔓生，花白，堪为菜。云南人先食雍菜，后食野葛，二物相伏，自然无苦。

又，取汁滴野葛苗，当时菸死，其相杀如此[2]。张司空云：魏武帝啖野葛至一尺，应是先食此菜也。

【注释】

〔1〕雍菜：今作"蕹（wèng）菜"。本品为《嘉祐本草》新补药，云"见孟诜、陈藏器、陈士良、日华子"。蕹菜一名空心菜，为旋花科植物蕹菜

Ipomoea aquatica Forsk.。为南方夏季常食蔬菜。功能清热解毒。

〔2〕相杀：一种药物能消除另一种药物的毒性，称为相杀。

【译文】

　　蕹菜味甘，性平，无毒。能解野葛毒，可煮后食用。也可将新鲜蕹菜捣碎后食用。岭南人种这种菜。蕹菜蔓生，开白花，可以作菜。云南人先吃蕹菜，后吃野葛，二物互相制约，自然没有害处。又，取蕹菜汁滴在野葛苗上，野葛当时就会蔫败而死。它们之间的"相杀"关系就是这样。张司空曾说，魏武帝一次能吃一尺长的野葛。看来他应该是先吃了蕹菜。

菠　薐[1]

　　冷。微毒。利五藏，通肠胃热，解酒毒。服丹石人食之佳。北人食肉面即平，南人食鱼鳖水米即冷。不可多食，冷大小肠。久食令人脚弱不能行。发腰痛，不与蛆鱼同食[2]，发霍乱吐泻。

【注释】

　　〔1〕菠薐：本品为《嘉祐本草》新补药，云"见孟诜、陈藏器、陈士良、日华子"。菠薐为藜科植物菠菜 *Spinacia oleraeea* L.的带根全草。为常食蔬菜之一，营养丰富。小儿不宜多食、久食。能养血而兼止血化瘀，又敛阴润燥，解热毒，通利肠胃。菠薐根味尤美，乃食疗佳品。

　　〔2〕蛆鱼：此据《嘉祐本草》。《政和本草》作"鮰鱼"。"鮰"乃"鳝"的异体字；"蛆"为"鮰"之借字，鮰亦鳝鱼类，故无论是蛆是鮰，均指鳝鱼。另寇宗奭云鳝（鳝）鱼多食可致"霍乱吐利"，可为旁证。

【译文】

　　菠薐性冷，有小毒。对五脏有利，通泄胃肠道邪热，解酒毒。服丹石药的人吃了它很好。常吃肉、面的北方人，〔吃了菠薐后〕觉得很平和。而常吃鱼、鳖、大米的南方人，〔吃了菠薐后〕就会觉得它的性质是寒冷的，所以不可多吃，会使大小肠出现虚寒症状。长期食用会使人脚膝软弱，不能行走。还可引发腰痛，不可与鳝鱼同食，会引发霍乱病，引起呕吐和腹泻。

苦荬⁽¹⁾

冷。无毒。治面目黄，强力，止困，傅蛇虫咬。

又，汁傅丁肿，即根出。蚕蛾出时，切不可取拗，令蛾子青烂。蚕妇亦忌食。野苦荬五六回拗后，味甘滑于家苦荬，甚佳。

【注释】

〔1〕苦荬（mǎi）：本品为《嘉祐本草》新补药，云"见孟诜、陈藏器、陈士良、日华子"。苦荬，即苦菜。为菊科植物苦苣菜 *Sonchus oleraceus* L.的全草。功能清热凉血解毒。民间用为菜蔬，嫩芽尤其鲜美。

【译文】

苦荬性冷，无毒。治疗面目发黄，可增强气力，使人不会困乏，外敷可治蛇虫咬伤。

又，苦荬汁涂敷疔疮肿毒，会把疮根部拔出来。蚕蛾出茧时，切记不可以采折苦荬，［其汁液］会使蛾子发青烂死。养蚕的妇女亦要忌食苦荬。野苦荬经过五六次［摘取其叶片后］，味道非常好，比种植的苦荬还甘美滑利。

鹿 角 菜⁽¹⁾

大寒。无毒，微毒。下热风气，疗小儿骨蒸热劳。丈夫不可久食，发痼疾，损经络血气，令人脚冷痹，损腰肾，少颜色。服丹石人食之，下石力也。出海州，登、莱、沂、密州并有，海中。又能解面热。

【注释】

　　〔1〕鹿角菜：本品为《嘉祐本草》新补药，云"见孟诜、陈藏器、陈士良、日华子"。鹿角菜为海萝科植物海萝 *Gloiopeltis furcata*（Post. et Rupr.）J. Ag.等的藻体。功能消痰散结，清热下食。

【译文】

　　鹿角菜性大寒，无毒。一说有小毒。可排泄邪热风气，治疗小儿骨蒸劳热。男子不可长期食用，能引发顽固难愈的疾病，损伤经络气血，令人下肢寒冷痹痛，有损于腰肾，使人面色不好。服丹石药的人吃了它，能降低丹石的力量。海州（今江苏连云港一带）出产，登州（今山东蓬莱一带）、莱州（今山东掖县一带）、沂州（今山东临沂一带）、密州（今山东诸城一带）也都出产。生长在海水中。鹿角菜又能解面食的热性。

附　馀[1]

孟诜方[2]：治产后血运心闷气绝方，以冷水噀面即醒。

孟诜《食经》方：鱼骨哽方：取萩去皮[3]，着鼻中，少时差。

孟诜《食经》云[4]：拧茎单煮洗浴之。

又方，茺蔚可作浴汤。

又方，煮赤小豆取汁停冷洗，不过三四。

又方，捣蘩蒌封上。

【注释】

〔1〕附馀：此为《医心方》所引，虽与孟诜有关，但难以判定是否《食疗本草》内容，故附于此。

〔2〕孟诜方：中尾万三疑此原出孟诜《必效方》。

〔3〕萩：《医心方》原注云："萩，恐荻。"药名有疑，列于"附馀"。

〔4〕孟诜《食经》云：《医心方》原注："宇治本无之，医本有之。"其中赤小豆、蘩蒌二方与《医心方》他处所引此物内容相近，茺蔚则不见他书所引。是否错简，存疑。

附 录

名词术语注释索引

食物、药品名称索引